아파도 다쳐도 걱정 없는 안전한 약 선택법은 따로 있다!

알고 먹는 약
모르고 먹는 약

| 김정환 지음 |

다온북스

| 목차 |

프롤로그_ 당신은 약을 살 때 어떤 기준으로 선택하나요?

PART 1_ 눈·코·입
눈병(안약) 방부제 유무를 확인하세요 — 12
눈 밑 떨림·이명 마그네슘이 도움되는 경우가 많아요 — 17
알레르기비염 뿌리는 비염약은 오래 사용하지 마세요 — 21
구내염 꾸준하게 비타민B를 복용하면 예방효과 — 27
입술포진 입술 물집은 피곤할 때 바이러스로 인해 발생 — 31
잇몸질환 치과 치료와 병행할 때 더욱 효과적 — 34
시린이 시린이에 사용하는 치약은 달라요 — 37
구강 살균(가글) 살균효과 지속을 위해 너무 많이 헹구지 마세요 — 40
감기 만병통치 감기약은 사실 없어요 — 43

PART 2_ 위·장
소화불량 위장병이 있을 때는 마시는 소화제를 삼가야 — 50
속쓰림 일시적인지, 자주 나타나는지에 따라 달라 — 54
구토·멀미 속이 울렁거릴 땐 휴식이 최고의 약 — 58
숙취 술에는 큰 비방은 없어요 — 62
변비 잘못된 사용은 장운동을 둔하게 만들어요 — 65
설사 장기능이 떨어졌을 때와 세균으로 인한 때의 약이 달라요 — 69
회충 온 가족이 같은 날에 한 번쯤 — 74
치질 치질의 가장 큰 적은 변비 — 77

PART 3_ 통증

두통·편두통 카페인이 포함된 진통제는 단기간만 사용	82
치통 칫솔질을 잘 하는 것이 최고의 치통약	85
인후통 목캔디는 분류를 잘 살펴보고 선택해야	88
관절통(어깨·무릎 통증) 관절에는 연골 건강이 중요	92
근육통 & 목·허리 통증 뭉친 느낌에는 근육이완제가 효과적	95
복통·생리통 복통과 일반 통증은 차이가 있어	98
고열 대부분의 진통제는 해열작용을 겸비	101
통증(파스) 시원한 파스는 급성, 따뜻한 파스는 만성에	104

PART 4_ 피부

상처 소독·드레싱 상처 치료는 소독약-연고-드레싱 순	110
상처·흉터·화상 상처 치료와 흉터 치료는 구분해야 해요	114
멍(타박상)·하지정맥류 멍이 잘 들면 혈관 건강을 체크해야	119
벌레 물린 데 물파스는 별로 추천하지 않아요	123
무좀 양쪽 발 모두 발라주세요	127
습진 스테로이드 사용은 단기간으로	133
가려움·아토피 거친 피부에는 보습제가 중요해요	138
여드름 피지 조절 및 청결 관리가 가장 중요	142
기미·미백 피부에 좋은 영양소는 비타민C	146
티눈·사마귀 보기에는 비슷해도 통증 유무로 판별	149
다한증(땀)·땀띠 땀띠분은 증세를 악화시킬 수도 있어요	152
탈모 소중한 머리카락, 초기부터 꾸준하게 관리를	156
비듬·지루성 피부염 샴푸만으로 비듬이 없어지지 않아요	159

PART 5_ 기타

불면증 숙면에는 천연 호르몬이 필요	164
불안·초조(우황청심원) 마음을 다스리는 심장의 보약	167
혈액순환장애 자신의 상태에 따라 구분해서 복용	171
심혈관계질환(아스피린) 심혈관계질환 예방용과 진통제용 아스피린은 달라요	175
간기능 저하 UDCA 성분은 담즙이 쌓였을 때 효과적	178
고지혈증 콜레스테롤 낮추는 데는 오메가3 · 감마리놀렌산	182
비만 운동과 식생활 관리가 최고의 비만약	186
전립선질환 전립선비대증은 호르몬 불균형이 원인	189
갱년기 여성호르몬이 결핍되지 않도록 몸 상태를 잘 유지해야	192
질염 청결하게 약산성 환경을 유지하는 것이 중요	195
결석·방광염 소변을 참으면 방광 내에 세균이 번식하기 쉬워요	199
임신·배란 진단 생리예정일이 지난 후에 테스트하세요	202
피임 경우가 다양하므로 반드시 설명서 숙지 후 복용해야	205
육체피로 피로회복에는 비타민B가 으뜸	209
금연 담배를 끊을 때 가장 중요한 건 의지	213

PART 6_ 영양제

종합영양제 비타민마다 그 역할이 달라요	220
비타민B 피로회복과 통증 완화에는 비타민B가 으뜸	225
비타민C 항산화작용 및 피부 건강에 좋아요	228
비타민D 날로 중요성이 높아지는 비타민	231
항산화제 항산화영양소를 별도로 복용하면 좋아요	234

눈 영양제 노화 현상에는 항산화제가 우선	237
칼슘 비타민D와 마그네슘이 함께면 좋아요	241
철분 비타민C와 함께면 좋아요	244
홍삼·오메가3·유산균 건강기능식품은 주성분 함량이 높은 제품을 선택해야	247
임산부 영양제 철분과 엽산이 가장 중요	251

부록

1. 아이들에게 필요한 약	255
유소아 해열제 어떤 성분인지가 중요해요	256
유소아 감기약 치료가 아니라 증상 완화제일 뿐	262
유소아 위장약 아이들은 장이 늦게 발달하므로 관심 필요	266
2. 가정 상비약 리스트 10	271
3. 안전상비의약품	279

| 프롤로그 |

당신은 약을 살 때
어떤 기준으로 선택하나요?

우리는 물건을 구입할 때 많은 기준을 고려하죠. 가격, 성능이나 효능, 디자인 등 비교하고 또 비교해서 삽니다. 그럼 혹시 약을 살 때는 어떤 기준으로 선택하나요?

약을 선택하는 기준에는 여러 가지가 있습니다. 이전에는 약사의 추천으로 구입하거나 광고 등으로 친숙한 제품을 선택하는 경우가 많았습니다. 그러나 최근 들어서는 각종 커뮤니티에서 정보를 얻기도 하고 인터넷이나 스마트폰 등으로 직접 검색해서 약을 선택하는 모습으로 변화하고 있습니다.

이렇게 능동적으로 의약품을 선택하는 추세에 따라 시장 역시 '셀프메디케이션(self medication)', 즉 약을 고르는 데 있어서 개개인의 의사결정을 가장 중시하는 쪽으로 나아가고 있습니다.

게다가 약국에서만 구입이 가능했던 일반의약품들이 약국 이외의 장소에서 구입할 수 있게 의약외품으로 전환되는 경우도 늘고 있습니다.

이에 따라 건강·미용용품 및 의약외품을 동시에 취급하는 '드럭스토어(drugstore)'와 인터넷 쇼핑몰을 통해 해외에서 직접 건강기능식품을 구매하는 '해외직구' 역시 활기를 띠는 추세입니다. 즉, 의약품이 개인의 손에 맡겨지는 추세인 것이죠.

이것이 나쁜 현상이라고 말하는 것은 아닙니다. 같은 '감기'라고 해도 열이 심한 경우, 콧물이 주가 되는 경우, 다른 약을 복용하고 있는 경우 등 개인마다 증상과 처한 상황이 다르기 때문에 약을 사용할 본인이 중심이 되어야 함은 당연한 일이지요.

하지만 약을 구입할 때 여러분은 어떤 판단으로 선택하나요? 전문가가 아닌 어떤 블로거가 추천한 제품이라서, 해외 직구 사이트에서 가장 많이 팔리는 제품이라서, 이전부터 계속 사용해오던 약이라서 습관적으로 구입하고 있지는 않나요? 저는 개인의 선택에 있어서 '전문적인 정보 부족'과 '습관적 사용'의 우려 때문에 여러분에게 경고를 하고 싶습니다. 약은 사용하는 사람의 건강에 가장 직접적으로 작용하기 때문에 그 선택에 있어 항상 신중해야 함을 잊어서는 안 됩니다.

그래서 이 책을 집필하게 되었습니다. 개인의 손에 맡겨진 선택에 좀 더 전문적인 힘을 실어주자는 판단에서 말입니다. 약을 선택할 때 여러분들이 가장 고민하는 부분은 아마 '이 많은 약들 중 어떤 제품을 선택할 것인가'가 아닐까 합니다. 그래서 《알고 먹는 약 모르고 먹는 약》에서는 증상에 대한 배경지식을 먼저 서술한 다음, 각 증상에 따른 대표 약들의 특장점들을 소개하고 서로 비교하여 좀 더 적합한 선택이 될 수 있도록 도움을 주고자 했습니다.

인지도가 높은 제품은 최대한 수록하려고 노력하였으나 지면상 모든 제품을 다 다루지 못하는 점을 양해바라며, 여건이 되는 선에서 앞으로 내용을 계속 보완해나갈 생각입니다.

 저는 이 책이 각 가정의 상비약상자 옆에 함께 두고 읽는 책이었으면 합니다. 이 책을 토대로 지금 나의 증상은 어떤 문제에서 비롯된 것인지, 좀 더 나에게 맞는 약을 고르기 위해서는 어떤 선택 기준을 가져야 하는지 많은 독자들이 알게 되었으면 합니다. 약을 구입할 때도 약사의 추천에 어떤 의미가 있는지 이해하고 구입하는 것이 바람직한 의약생활이며, 내 건강을 지키는 일일 것입니다.

 여느 원고보다 한 줄 한 줄 더 깊이, 그러면서도 더 쉽게 글을 쓰려고 노력했습니다. 무수히 많은 밤샘의 결과물이 조금이나마 여러분들에게 도움이 된다면 이루 바랄 길이 없을 듯합니다. 늘, 건강하세요.

약사 김정환

| 일러두기 |

- 책에 명시된 내용이 제품 선택에 있어서 절대적인 기준이 될 수는 없으며, 하나의 참고사항으로 간주하길 바랍니다. 의사나 약사 등 전문가의 의견에 따르는 것이 가장 좋습니다. 개인에 따라 그 효과나 부작용이 다른 점을 주지해야 하며, 본 도서에서는 개인의 선택에 따른 결과에 대해 책임을 지지 않습니다.
- 지면상 모든 내용을 싣기 어려우므로 각 제품의 용법용량·부작용 등 자세한 설명은 제품 홈페이지나 사용설명서를 참고하기를 권장합니다.
- 도서에서 예시로 나열된 제품들은 비교적 인지도가 높다고 생각되는 것들 중 임의로 선택한 것이며, 특정 제품의 판매나 홍보 목적이 아님을 말씀드립니다.
- 약에 대한 설명은 저자의 주관적인 견해가 포함되어 있으며, 취급인에 따라 달리 해석할 여지가 있습니다.
- 독자의 이해를 돕도록 성분을 쉽게 풀거나 줄여 쓴 경우가 있으며, 지면의 한계로 주요성분 위주로 표기하였습니다.
- 각 대표 품목에 대한 성분 및 동일하거나 유사한 제품을 함께 명기하여 선택의 폭을 넓히도록 하였습니다.
- 일부 품목에 한해 사진을 첨부하였으며, 사진 제공 요청에 응한 제약회사의 자료 위주로 선정하였습니다.
- 원고 작성 시기와 제품 구입 시기가 달라 일부 제품의 성분, 판권(제약회사), 생산 여부 등이 다를 수 있습니다.

PART 1
눈·코·입

눈병(안약) I 눈 밑 떨림·이명 I 알레르기비염 I 구내염 I 입술포진 I 잇몸질환 I 시린이 I 구강 살균(가글) I 감기

눈병(안약)
방부제 유무를 확인하세요

약국에서 구입할 수 있는 안약은 크게 세 가지로 분류할 수 있습니다. ==눈이 건조할 때 쓰는 인공눈물, 충혈이나 피로감이 있을 때 쓰는 안약, 염증이나 가려움이 있을 때 쓰는 안약이 있으니 증상에 맞게 선택하는 것이 좋습니다.==

먼저, 인공눈물에 대해 알아보겠습니다. 스마트폰이나 컴퓨터를 집중해서 보거나 공부, 독서, 건조한 환경 등으로 인해 눈이 뻑뻑하고 메마르는 경험을 하는 경우가 많은데, 이럴 때 주로 안구건조증 진단을 받습니다. 눈물이 잘 나와야 눈이 촉촉해져서 먼지나 오염물 등을 씻어낼 수 있는데, 그렇지 않고 눈이 건조하면 쉽게 피곤해지고 충혈이나 염증이 잘 일어나게 됩니다. 눈물 자체가 잘 생성되지 않는 것이 원인이 될 수도 있고 눈물이 너무 빨리 말라버리는 것도 원인이 될 수 있습니다. 즉, 눈물이 마르는 속도에 비해서 증발되는 속도가 더 빠르다면 건조감이 더 심해지겠죠. 따라서 라식 수술이나 렌즈 사용 등으로 눈이 건조할 때뿐 아니라 눈을 혹사시키는 환경에서도 인공눈물이 꼭 필요합니다.

어떤 일에 집중하게 되면 눈을 깜빡거리는 횟수가 줄어들어 눈물이 보충되지 못해 더 빨리 마르게 되죠. 세수를 하고 아무것도 바르지 않으면 피부가 건조하고 땅기는 것처럼 눈에도 수분을 적절히 공급해주는 것이 중요합니다. 인공눈물은 실제 눈물과 비슷한 성분을 지닌 약과 보습 역할이 있는 약으로 나눌 수 있습니다. 최근에는 거의 보습 성분의 약을 사용하는 추세인데, 코팅효과를 통해 외부로부터의 오염물을 막아주고 내부의 상처를 보호하는 장점이 있습니다. 단, 물기가 마르지 않게 물을 모아주는 보습작용의 과정에서 땅기는 느낌으로 인해 눈이 아픈 것 같은 경우가 있으니 이때는 보습제의 농도를 조절해주거나 실제 눈물과 비슷한 성분의 약으로 대체하는 것이 좋습니다.

둘째, 충혈과 피로를 잡아주는 안약이 있습니다. 미관상의 문제로 충혈이 되었을 때 빨리 혈관을 좁혀주는 성분과 각종 비타민 등으로 눈에 영양분을 공급해주는 성분들이 복합됩니다.

셋째, 다래끼나 결막염 등의 염증 증상이 있을 때 사용하는 약이 있습니다. 세균이나 바이러스 등으로 염증이 생기면 인공눈물이나 충혈약으로는 한계가 있으므로 항생제를 써야 하는 경우가 생깁니다. 심한 증상인 경우, 당연히 안과에서 진료가 필요하며 대부분의 항생제는 처방을 받아야 합니다. 다만, 다소 약한 항생제 및 가려움을 완화하는 성분이 복합된 안약이 출시되고 있는데, 이는 염증의 유무를 확인해야 하며 안약만으로는 한계가 있으므로 소염제 등의 알약을 병용해야 증세를 더 빨리 가라앉힐 수 있습니다.

안약 사용 시 주의하세요!

- 다른 사람과 함께 쓰면 감염의 우려가 있으므로 본인만 사용합니다.
- 안약은 1~2방울만 흡수되므로 많이 넣을 필요가 없습니다.
- 눈에 직접 닿지 않도록 거리를 두고 사용합니다.
- 방부제로 인해 알레르기가 발생할 수 있으므로 방부제 첨가 여부를 확인합니다.
- 방부제가 포함되어도 개봉한 안약은 한 달 내로 사용합니다.
- 낱개로 개별 포장된 무방부제 안약은 1회용인지 하루용인지를 확인하고 기간 내에 사용합니다.
- 방부제가 첨가된 안약은 렌즈에 영향을 끼치므로 렌즈 착용을 피합니다.
- 여러 종류의 안약을 써야 하는 경우, 흡수를 위해 각 5분의 간격을 두고 다음 약을 사용합니다.
- 안약이 코를 통해 들어가지 않도록 양손 검지로 눈 안쪽을 3분 정도 눌러줍니다.

우리 집에 필요한 안질환·다래끼 약

select 1. 눈이 건조하고 뻑뻑할 때는 인공눈물

렌즈를 착용할 경우에는 방부제(예: 벤잘코늄)가 렌즈에 영향을 줄 수 있으므로 렌즈 제거 후 안약을 넣고 30분~1시간 후 다시 착용하거나 방부제가 들어 있지 않은 제품을 사용하는 것이 좋습니다. 최초 개봉 후 12~24시간 이내 사용하는 낱개형 인공눈물이 감염방지를 위해 최근에 널리 사용되고 있습니다. 병으로 된 안약은 개봉 후 한 달 내에 사용합니다.

	낱개형 인공눈물	병 타입 인공눈물
보습용	리프레쉬플러스점안액 (엘러간) [주성분 : 카르복시메칠셀룰로오스] 동일성분제품 : 디알프레쉬점안액 (DHP) 티얼즈내츄럴프리점안액 (알콘) [주성분 : 덱스트란]	누마렌점안액 (한림제약) [주성분 : 덱스트란] 동일성분제품 : 아이리스점안액(삼천당) 아이투오점안액 (삼일제약) [주성분 : 포비돈] 롯도씨큐브점안액 (보령제약) [주성분 : 히드록시에칠셀룰로오스]
눈물보충용	티어클린점안액 (한림제약) [주성분 : 염화나트륨]	센쥬씨엘점안액 (중외제약) [주성분 : 염화나트륨]

✚ 보습용은 눈물이 잘 마르지 않게 보조하는 용도로 쓰이며, 눈물 보충용은 눈물에 가까운 성분으로 이뤄진 것으로 눈물 자체가 잘 생성되지 않을 때, 소프트·하드 콘택트렌즈 착용 시 이물감이 있을 때 쓰입니다.

select 2. 눈병, 다래끼에는 항생제 안약을 사용

결막염 등 염증반응이 있을 때는 일반적인 안약으로 호전이 어려우며, 항생제가 포함된 안약을 사용하는 것이 좋습니다. 염증 유무는 아침에 일어났을 때 눈곱이 많이 끼는지로 확인할 수 있으며, 일반 판매하는 항생제 안약은 그 효과가 미약하여 안과에서 전문적인 치료가 필요할 때가 많습니다. 다래끼 역시 세균에 의해 발생하므로 항생제 안약을 사용합니다.

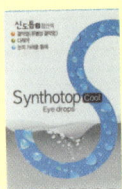

신도톱쿨점안액 (국제약품)
[주성분 : 설파메톡사졸]
동일성분제품 : 신폴에스점안액(삼천당), 클로안에프점안액(유니메드)

눈곱이 심할 때, 결막염, 다래끼 등에 사용합니다.

select 3. 미용상 목적으로 충혈과 피로를 잡아야 할 때

인공눈물과 항생제 이외의 나머지 안약들은 충혈을 잡아주기 위한 혈관수축제 및 피로를 완화하는 비타민 등 여러 성분이 복합적으로 구성된 경우가 많아 다양한 경우에 도움이 될 수 있으나 상태가 호전되지 않으면 자가적인 판단보다는 전문가의 도움을 받는 것이 좋습니다.

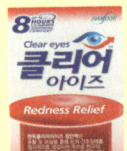

클리어아이즈점안액 (한독)
[주성분 : 나파졸린]
유사성분제품 : 나조린점안액(한림제약)

충혈제거제 위주로 되어 있으며, 미용상의 목적으로 충혈을 빨리 가라앉히고 싶을 때 사용합니다.

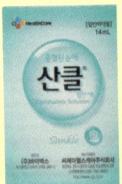

산클점안액 (CJ)
[주성분 : 네오스티그민]
유사성분제품 : 청나점안액(바이넥스), 롯도지파이뉴점안액(보령)

충혈제거제 및 눈에 도움이 될 수 있는 영양 성분 등 여러 가지를 배합하여 피로, 충혈, 가려움 등 심하지 않은 증상에 광범위하게 사용합니다.

눈 밑 떨림·이명
마그네슘이 도움되는 경우가 많아요

자기도 모르게 눈 밑이 떨리는 경우가 많습니다. 가장 큰 원인은 혈액순환이 제대로 되지 않거나 눈 쪽의 근육이 경련을 일으키는 것이 대표적입니다. 이와 비슷한 것이 다리에 쥐가 나는 것이죠. 따라서 특별한 원인 없이 자주 눈이 떨리거나 쥐가 나게 되면 마그네슘이 가장 먼저 추천됩니다. ==마그네슘은 신경과 근육을 정상적으로 유지시키는 미네랄로, 부족한 경우 경련이 잘 생기기 때문입니다.== 더불어 평소의 식사만으로는 충분한 양을 섭취하지 못하는 경우가 많아 근육통 및 눈 밑 떨림, 쥐가 잦을 경우 마그네슘 위주의 영양제를 먼저 시도하게 됩니다.

마그네슘 성분 단독보다는 혈액순환을 개선하는 비타민E가 복합된 '마그네슘+비타민E' 복합제가 더 호응받고 있고 여러 제품이 출시되고 있습니다. 비타민E는 말초에 혈액순환이 잘 안 되거나 손발이 차고 저릴 때, 어깨나 목이 결릴 때, 근육이 뭉쳤을 때 완화하는 효과가 있습니다.

귀에 소리가 울리는 이명 증상으로 힘들어하는 분들이 많습니다. 생활에 불편을 주고 꽤 오랫동안 지속되는 경우가 많은데, 귀 자체의 문제로 인해 발생할 수도 있고 혈액순환장애로 인한 경우도 많습니다. 그래서 앞서 언급한 눈 밑 떨림과 마찬가지로 이명 증상에 혈액순환제를 복용하는 것이 필요합니다. 중력과 비슷한 원리로 혈액은 아래에서 위로 이동하기 힘들며, 따라서 얼굴 쪽에 나타나는 증상에는 원활한 혈액 공급이 중요하게 대두되고 있습니다. 특히 ==은행잎 제제의 혈액순환제가 이명 증상에 1차적으로 사용되고 있는데, 주성분 '깅고플라본(ginkgoflavone)'이 혈관벽을 튼튼히 하고 혈액이 끈끈해지지 않도록 막아주는 역할을 합니다.== 손발 저림 같은 말초 쪽보다는 머리 등 상반신 부분에 특히 더 효과가 높으며, 이명뿐 아니라 어지러움, 두통, 기억력 감퇴, 치매 예방 등에도 널리 응용되고 있습니다.

만약 은행잎 제제의 혈액순환제 복용으로도 호전이 잘 되지 않는다면 다른 영양제의 추가 복용이 필요할 때가 있습니다. 최근 청각장애의 원인물질 중 하나로 언급되는 '호모시스테인(homocysteine)'이 있습니다. 호모시스테인은 우리에게 필요한 영양소인 아미노산이 분해되는 과정에서 제대로 처리되지 않은 나쁜 아미노산으로, 혈관을 파괴시키고 혈류를 방해하는 물질입니다. 이 호모시스테인을 낮추는 데는 비타민B_6, 비타민B_{12}, 엽산이 대표적이기 때문에 이 종류들이 함께 함유된 비타민B 복합제제를 복용할 필요성이 있습니다.

알고 가요, 마그네슘의 다양한 역할!

1. 신경과 근육의 기능을 도와서 근육 경련을 예방합니다.
2. 스트레스를 해소하고 천연 안정제 역할을 합니다.
3. 속쓰림과 변비를 완화합니다.
4. 심혈관계의 건강을 지켜줍니다.
5. 칼슘의 역할을 효과적으로 발휘하는 데 꼭 필요합니다.

우리 집에 필요한 눈 밑 떨림·이명 약

select 1. 눈 밑이 가끔씩 떨린다면 마그네슘+비타민E 제제

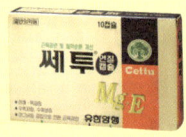

쎄투연질캅셀 (유한양행)
[주성분 : 마그네슘, 비타민E]
동일성분제품 : 마그페롤연질캡슐(크라운제약)

이 성분 조합은 혈액순환에 좋은 비타민과 근육을 안정시키는 미네랄이 포함된 일종의 영양제 라인입니다. 쥐가 잘 나거나 손발이 찰 때, 잦은 야근으로 어깨, 목이 결릴 때 등 여러 용도에 폭넓게 보조적으로 응용할 수 있으며 소포장 제품도 출시되므로 복용 후 반응을 체크해볼 수도 있습니다.

select 2. 이명에는 은행잎 혈액순환제가 가장 우선

은행잎 제제는 한 알당 40mg, 80mg, 120mg 등 세 가지 용량의 제품이 나오고 있는데 용법에 약간의 차이가 있습니다.

증상	혈액순환장애, 이명	기억력 감퇴, 집중력 장애, 치매 예방, 두통 등 뇌기능 개선
용법	80mg 제품을 하루 두 번 복용 또는 40mg 제품을 하루 세 번 복용	120mg 제품을 하루 두 번 복용 또는 80mg 제품을 하루 세 번 복용

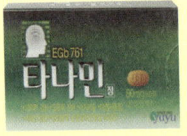

타나민정 (유유제약)
[주성분 : 은행엽엑스]
동일성분제품 : 기넥신에프정(SK), 쎄큐록신정(일동제약), 징코민정(목산제약)

같은 이름이라도 각 제품마다 용량이 다를 수 있으므로 확인이 필요하며, 부작용이 비교적 드물어 복용량이 증가되는 추세입니다.

알레르기비염
뿌리는 비염약은 오래 사용하지 마세요

우리 몸의 피부나 점막에는 통통하게 생긴 비만세포가 존재하며 그 안에는 '히스타민(histamine)'이란 물질이 들어 있습니다. 평소에는 가만히 있다가 외부로부터 자극을 받거나 우리 몸에서 알레르기를 일으킬 수 있는 원인물질이 침범하게 되면 히스타민이 비만세포로부터 빠져나와 모세혈관을 확장시키고 혈관 내에 있던 물을 밖으로 내보내게 됩니다. 점막이나 기관지, 피부 등에서 주로 작용하기 때문에 히스타민이 많이 분비되면 가려움이나 비염, 콧물 등이 심해지게 되는데, 이런 히스타민의 작용을 억제하는 약물을 '항히스타민제'라고 부릅니다.

따라서 항히스타민제는 비염뿐 아니라 콧물, 피부 가려움, 천식, 아토피 등 모든 알레르기 증상에 도움을 줄 수 있습니다. 하지만 항히스타민제의 가장 큰 단점은 졸음을 유발할 수 있다는 것입니다. 감기약이나 비염약을 복용하는 경우 잠이 온다는 것은 바로 이 항히스타민제가 들어 있기 때문이죠. 따라서 운전이나 작업을 해야 하는 경우 주의가 필요합니다.

코감기나 비염이 있을 때 콧물뿐 아니라 코가 막히는 증상이 수반되는 경우가 있습니다. 코에 있는 혈관이 부어서 막히는 것이므로 이를 차단해주는 '비충혈제거제'라는 성분이 들어 있어야 코막힘이 호전되는 경우가 많습니다. 즉 ==콧물에는 항히스타민제, 코막힘에는 비충혈제거제를 사용==하며, 종합감기약이나 코감기약에는 이 두 성분이 포함되는 경우가 많고 알레르기비염약에는 항히스타민제만 들어 있는 경우가 많습니다. 따라서 코만 줄줄 흐르는 경우라면 항히스타민제 단일 성분, 코막힘이 수반된다면 항히스타민제와 비충혈제거제 복합 성분을 사용합니다. 각각의 대표적인 성분들은 다음의 표와 같습니다.

항히스타민제	비충혈제거제
클로르페니라민(chlorpheniramine)	슈도에페드린(pseudoephedrine)
트리프롤리딘(triprolidine)	페닐레프린(phenylephrine)
세티리진(cetirizine)	키시로메타졸린(xylometazoline)
로라타딘(loratadine)	나파졸린(naphazoline)

코가 막혔을 때 빨리 뚫기 위해 뿌리는 형태의 제품들이 출시되고 있는데, 이때는 앞서 언급한 내용을 토대로 항히스타민제 대신 비충혈제거제가 주성분이 됩니다. 코 안의 혈관을 직접적으로 좁혀주기 때문에 코가 막히거나 아플 때는 그 효과가 빠르나 원인에 대한 치료는 되지 않으

며, 내성 및 약에 의존하는 등의 부작용으로 인해 장기적으로 사용하는 것은 피해야 합니다.

우리 집에 필요한 알레르기비염약

select 1. 콧물 진정에 코막힘 완화까지, 효과 범위에 따라 선택

콧물을 멈추는 성분(항히스타민제)만 있는지, 코가 막히는 것을 완화하는 성분(비충혈제거제)이 함께 들어 있는지에 따라 선택합니다. 두 가지 성분이 함께 들어 있는 <액티피드>와 <콘택골드>의 경우 다른 제품에 비해 효력이 상대적으로 강한 편입니다.

강 ← 효력 및 졸음 유발 → 약

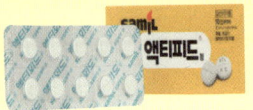

항히스타민제+비충혈제거제
액티피드정 (삼일제약)
[주성분 : 트리프롤리딘]
동일성분제품 : 액티페린정(영일제약), 코스펜정(한미약품)

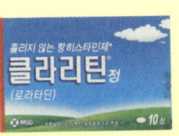

항히스타민제+비충혈제거제
콘택골드캡슐 (삼일제약)
[주성분 : 클로르페니라민]
유사성분제품 : 시노카에이캡슐(현대약품)

지르텍정 (UCB)
[주성분 : 세티리진]
동일성분제품 : 알러텍정(고려제약), 신일세티리진정(신일제약)

항히스타민제 단일 성분으로 가장 보편적으로 사용되고 있습니다.

클라리틴정 (MSD)
[주성분 : 로라타딘]

항히스타민제의 부작용인 졸음 유발 가능성을 최대한으로 줄인 제품입니다.

select 2. 뿌리는 약은 코가 막혔을 때 일시적으로 사용

강 ↑

효력 및 부작용

약 ↓

성인용

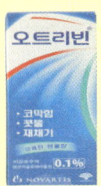

오트리빈멘톨0.1%분무제 (노바티스)
[주성분 : 키실로메타졸린]
동일성분제품 : 화이투벤나잘스프레이0.1%(한국다케다)

비충혈제거제 단일 성분으로 막힌 코를 빨리 뚫어줍니다.

나리스타에스점비액 (삼천당제약)
[주성분 : 나파졸린]

트인비액 (한림제약)
[주성분 : 페닐레프린]

항히스타민제와 비충혈제거제 복합 성분으로 콧물과 코막힘을 동시에 제어 가능합니다.

엔클비액 (한림제약)
[주성분 : 염화나트륨]

식염수 성분으로 점막을 촉촉하게 하며 콧속에 있는 섬모라는 작은 털의 운동을 촉진하여 코막힘을 줄여줍니다.

유소아용(6세 이하)

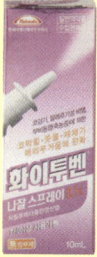

화이투벤나잘스프레이0.05% (한국다케다)
[주성분 : 키실로메타졸린]
동일성분제품 : 오트리빈0.05%비강분무액(노바티스)

주성분인 키실로메타졸린의 농도에 따라 쓰는 연령대가 달라지는데 0.1% 농도는 성인용이며, 0.05%는 6세 이하에 단기간 사용합니다.

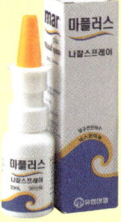

마플러스나잘스프레이 (유한양행)
[주성분 : 덱스판테놀]

비타민 성분인 덱스판테놀이 점막을 안정시켜 헌 부위를 보호합니다.

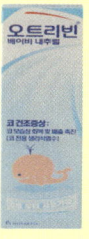

오트리빈베이비내추럴(구. 오트리잘비강분무액) (노바티스)
[주성분 : 염화나트륨]

식염수 성분으로 점막을 촉촉하게 합니다.

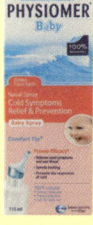

피지오머비강세척액 (유유제약)
[주성분 : 멸균등장해수]

바닷물로 만들어져 천연 식염수의 세척효과를 나타내며 분무 세기에 따라 연령별로 제품이 출시됩니다.

✚ 성인용인 <오트리빈멘톨0.1%분무제>와 유소아용인 <화이투벤나잘스프레이0.05%>는 비충혈제거제 단일 성분으로 다른 제품에 비해 효과가 강하지만 내성이 생길 가능성이 있습니다.

구내염
꾸준하게 비타민B를 복용하면 예방효과

입 안에 하얗게 상처가 나서 몹시 아픈 경우가 한 번씩 있죠. 일명 '구내염' 내지는 '아프타성 궤양(aphthous ulcer)'이라고도 하는데, 심하게 통증을 일으켜 음식이나 뜨거운 음료 등을 섭취하기 힘이 듭니다. 저절로 낫는 경우가 많아 크기가 작다면 보통 1~2주 정도면 사라지지만 크기가 크거나 여러 군데에 동시에 생기면 꽤 오래 지속되며 자주 재발하기도 합니다.

구내염은 음식을 먹다가 혀를 깨문다든지 세균, 곰팡이 등의 침입 또는 몹시 피곤하거나 스트레스를 심하게 받아 몸이 약해질 때 발생합니다. 이때 염증을 막아주는 스테로이드 및 통증을 완화시키는 약 등 입 안에 바르는 형태의 제품을 먼저 찾게 됩니다. 가장 많이 이용되는 성분은 '트리암시놀론', '덱사메타손' 등의 스테로이드로서 상처 치유와 염증 감소에 도움이 되지만 곰팡이나 바이러스가 원인일 경우에는 오히려 증세를 악화시킬 수 있으며 면역기능이 떨어진 사람에게는 사용을 주의해야 합니다.

  현대인에게 있어서는 감염보다는 피로 등으로 체력이 저하될 때 많이 나타나므로 비타민 보충이 필요하며, 그중에서도 비타민B군을 섭취할 때 많은 효과를 볼 수 있습니다. 비타민B가 피로를 풀어주고 손상된 점막의 회복에 많은 도움을 주기 때문이죠. 따라서 구내염이 생겼을 경우 바르는 제품과 소포장 비타민B군 제품을 병용하는 것이 효과적이며, 자주 재발하는 경우라면 비타민B를 꾸준하게 복용하는 것이 좋습니다.

우리 집에 필요한 구내염약

select 1. 약의 효력에 따라 사용 기간을 다르게

피로와 스트레스가 구내염의 가장 일반적인 원인이므로 충분한 휴식이 필요하며, 바르는 약을 사용했을 때 치료 시기가 단축되는 경우가 많습니다. 구내염이 자주 재발하거나 약으로도 잘 낫지 않는다면 다른 질환 내지는 세균·진균 등으로 인한 감염일 가능성이 있으므로 진료를 받는 것이 좋습니다.

강 ← 효력(단기간 사용 권장) → 약

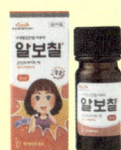

알보칠액 (태평양제약)
[주성분 : 폴리크레줄렌]

살균작용 및 손상된 세포를 제거하여 작용이 빠르나 사용 시 극심한 통증을 나타내므로 부위가 커지기 전, 초기에 사용하는 편이 좋습니다.

오라메디연고 (동국제약)
[주성분 : 트리암시놀론]

페리덱스연고 (녹십자)
[주성분 : 덱사메타손]

입 안에서 잘 안 씻겨 나가도록 끈적한 형태로 되어 있어 상처를 보호하나 사용감이 불편합니다.

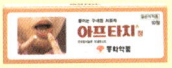

아프타치정 (동화약품)
[주성분 : 트리암시놀론]
동일성분제품 : 아비나파스타(태극약품)

환부에 직접 붙이는 일종의 파스 형태로, 연고를 바르는 것보다 느낌은 덜하지만 떨어져 나갈 우려가 있습니다.

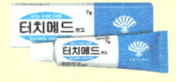

터치메드연고 (동화약품)
[주성분 : 아줄렌]

살균 및 조직 재생의 효과로 비교적 장기적인 사용이 가능합니다.

select 2. 바르는 약과 함께 영양제 병용이 효과적

영양제를 바르는 약과 병용하면 구내염이 더 빨리 완화되는 경우가 많습니다. 특히 비타민 B가 구내염을 완화하는 데 가장 효과적으로, 단기간 복용이 가능한 소용량 제품이 출시되고 있으며 재발이 잦다면 예방 차원에서 대용량 제품을 꾸준히 복용하면 좋습니다.

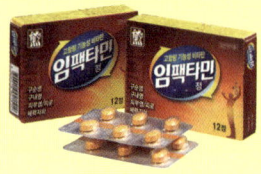

임팩타민정 (대웅제약)
[주성분 : 비타민B_1·B_2·B_6]

점막 안정화에 도움이 되는 미네랄인 아연 및 비타민B군이 복합적으로 이루어져 있어 구내염 및 피로회복에 도움이 됩니다. 소포장 제품이 있으니 비타민B 복합제제 복용 시 효과 여부를 가늠해볼 수 있습니다.

리보테인정 (조아제약)
[주성분 : 비타민B_2·B_6]

비타민B군과 피부 건강에 도움되는 아미노산인 '엘-시스테인'이 복합되어 피부 튼 데, 여드름, 옻 등에 응용할 수 있습니다.

이바내정 (정우신약)
[주성분 : 비타민B_2·B_6]

염증 및 열을 내리는 역할을 하는 '의이인(율무의 껍질을 벗겨낸 생약)'을 함유하여 입 안이 화끈거릴 때 도움을 줍니다.

입술포진
입술 물집은 피곤할 때 바이러스로 인해 발생

입술 주위에 물집이 잡히는 경우가 참 흔합니다. '입술포진', '단순포진'이라고도 하며, 대부분의 입술 물집은 바이러스(헤르페스 바이러스, herpes virus)가 원인입니다. 일단 우리 몸에 바이러스가 침범하면 빨리 낫기는 어렵습니다. 예를 들어 감기도 바이러스로 인해 생기는 대표적인 질환인데, 한번 감기에 걸리면 며칠 동안 고생하듯이 입술 물집 역시 항바이러스제를 사용해도 하루 이틀 사이에 나아지기는 어렵습니다.

하지만 바이러스는 전염성을 갖고 있어 자칫하다간 주위로 퍼질 수 있으니 적극적으로 대처하는 것이 좋습니다. 가장 널리 사용되는 항바이러스 성분은 '아시클로버(acyclovir)'입니다. 아시클로버 연고는 다른 연고에 비해 더 자주 사용해야 합니다. 1일 5회 사용이 일반적인 용법이므로 3~4시간마다 발라줘야 하며, 남아 있는 바이러스를 억제하기 위해 약 일주일 정도 꾸준하게 사용하는 것이 좋습니다. 또한 바이러스가 번지는 것을 막기 위해 물집 부위를 포함하여 좀 더 넓게 바릅니다. 한번 입술 물집이 생기면 재발할 우려가 많으므로 평소에 연고를 준비해두었다가 물집이 잡히기 시작하는 첫날부터 적극적으로 발라줘야 합니다. 빨리 대응할수록 효과도 더 빨리 나타나기 때문입니다. 여러 군데 동시에 생기거나 잘 낫지 않는 경우는 병원에서 항바이러스제 알약을 처방받아 연고와 병용하는 것이 좋습니다.

우리 집에 필요한 입술포진약

select. 바이러스가 원인, 아시클로버 성분의 연고가 우선

입술 물집은 피곤하거나 면역이 떨어졌을 때 많이 발생하므로 충분한 휴식과 영양 공급이 필요하며, 바이러스로 인한 질환이므로 이에 대응할 수 있도록 비타민C를 예방 및 치료 목적으로 응용할 수 있습니다. 스테로이드가 포함된 습진연고를 입술 물집에 바르면 증세가 더 심해질 수 있으므로 주의해야 합니다.

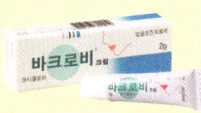

바크로비크림 (한독)
[주성분 : 아시클로버]
동일성분제품 : 바이버크림(한미약품), 아시클로버크림(국제약품, 대화제약 등)

입술 물집에 바르는 연고류는 '아시클로버'라는 성분을 그대로 제품명으로 쓰는 경우가 많습니다. 사용할 때는 약 4시간 간격으로 1일 5회 정도 자주 발라줘야 합니다. 바이러스를 억제하기 위해 5일간 계속 바르며, 치료가 완전히 되지 않았을 때에는 5일간 더 발라줍니다.

티로서겔 (종근당)
[주성분 : 티로트리신]
동일성분제품 : 유크리겔(유유제약), 티로신겔(알리코팜)

세균·바이러스에 대한 살균작용으로 상처, 화상, 입술포진, 습진에 동반된 감염 등 다양한 피부 손상에 적용하며, 겔 타입으로 끈적임 없이 사용할 수 있습니다.

잇몸질환
치과 치료와 병행할 때 더욱 효과적

먹는 잇몸약은 주요 성분에 따라 크게 두 가지로 구분할 수 있습니다.

첫 번째는 소염작용을 위주로 하는 약입니다. 소염작용이 있는 '염화리소짐', 지혈작용을 하는 '카르바조크롬', 잇몸조직에 대한 항산화작용을 갖는 '비타민C'와 '비타민E', 치주인대의 생성을 촉진하는 '동클로로필린나트륨' 등 여러 가지 성분이 배합되어 있으며, 잇몸이 붉어지고 출혈·부기 등의 염증반응을 완화시키는 소염제로 이해하면 됩니다. 즉 붓거나 잇몸에서 피가 나는 등 눈에 보이는 염증에 사용합니다.

두 번째는 '옥수수불검화정량추출물' 제제로 옥수수기름에 알칼리 용액을 첨가한 후 물에 녹지 않는 성분만을 분리해 추출하여 잇몸조직의 손상을 막아주는 '베타시토스테롤'이 주된 성분이 됩니다. 치아가 박혀 있는 뼈(치조골)를 만드는 조골세포를 자극해 치조골을 치밀하고 튼튼하게 해주므로 잇몸조직을 튼튼하게 해준다고 이해하면 됩니다. 잇몸 염증이 전체적으로 심해져 이가 흔들리는 풍치에 주로 사용됩니다.

치아의 구조를 알면 좀 더 선택이 쉬우니 '치은염'과 '치주염'에 대해 살펴보겠습니다. 치은은 우리가 흔히 잇몸으로 부르는 곳이고, 치은을 포함해 치아를 둘러싸고 있는 모든 부위를 치주라고 합니다. 즉 프라그가 잇몸을 파고들어 상하게 하면 치은염이 발생하고, 프라그가 엉긴 치석으로 인해 증상이 더 심해져서 치주까지 손상되면 우리가 흔히 풍치로 부르는 치주염이 되고 이는 더 만성적으로 나타납니다. 즉 잇몸에 생긴 염증은 치은염, 치주조직에 생긴 염증은 치주염이라 하며 치은염은 플라그를 제거, 치주염은 치석을 제거하는 것이 중요합니다.

따라서 치과에서 잇몸 상태를 먼저 진단받은 후 치은염·치주염 등이 있을 경우 그에 맞는 제품을 선택하는 것이 좋습니다. 잇몸이 갑자기 붓거나 출혈이 있는 등 치은염 초기 증상에는 소염제 위주 제품을, 치은염이 심해져 잇몸이 흔들리는 치주염이 발생했거나 틀니·임플란트를 하는 경우에는 옥수수불검화정량추출물 제품을 선택할 때 효과적인 경우가 많습니다. 두 제품 모두 장기적인 복용이 필요하며 그 자체로는 진통 효과를 발휘하기 어려우므로 통증이 있을 때는 필요 시 소염진통제를 추가해야 합니다.

우리 집에 필요한 **잇몸약**

> **select.** <이가탄>과 <인사돌>의 비교

제품	이가탄에프캡슐 (명인제약) [주성분 : 리소짐] 동일성분제품 : 덴플러스포르테캡슐(테라젠이텍스), 이모나캡슐(미래제약)	인사돌정 (동국제약) [주성분 : 옥수수불검화정량추출물] 동일성분제품 : 덴큐정(일동제약), 덴타퀵정(유한양행)
증상	잇몸이 갑자기 붓거나 출혈이 있는 등 치은염 초기 증상에 사용하는 소염제 위주의 성분이며, 소포장이 출시되므로 치통 시에 진통제와 병용할 수 있습니다.	치은염 및 치주염이 발생했거나 틀니·임플란트를 하는 경우에도 효과적입니다. 잇몸 염증에 효과적인 생약 '후박'이 첨가된 <인사돌플러스>도 있습니다.

시린이
시린이에 사용하는 치약은 달라요

치아의 구조를 보면, 가장 바깥쪽을 '법랑질'이라 하고 그 안을 '상아질'이라고 합니다. 이가 시린 것은 치아 바깥쪽의 법랑질이 손상되어 상아질이 노출된 상태에서 너무 뜨겁거나 찬 음식, 자극적인 음식 등을 섭취하여 손상된 부위의 신경을 건드리기 때문입니다.

칫솔질을 세게 한다고 해서 법랑질이 손상되는 것은 아니고 탄산음료나 음식, 혹은 약물이 법랑질을 약하게 할 수 있습니다. 그리고 많은 치약들이 치아를 매끈매끈하게 만들기 위한 연마제를 포함하는데, 이 ==연마제가 많은 치약은 법랑질을 더 빨리 상하게 하기 때문에 이가 시린 분들은 사용을 중단하는 것이 좋습니다.== 대표적인 연마제로는 '이산화규소(실리카, silica)'가 있습니다.

이가 시릴 때는 '탈민감제'라고 해서 노출된 상아질 사이를 메워주고 보호막을 형성하는 성분이 포함된 치약을 사용하는 것이 좋습니다.

> **탈민감제의 종류**
>
> 미세결정수산화인회석칼슘(microcrystalline hydroxtapatite)
> 염화스트론튬(strontium chloride)
> 질산칼륨(potassium nitrate)
> 불화나트륨(염화불소, sodium fluoride)

이 제품류는 효과가 즉각적으로 나타나지는 않으므로 매일 하루에 두 번, 최소 2주 정도 꾸준하게 사용합니다.

우리 집에 필요한 시린이 치약

select. 연마제 함유 여부에 따라 선택

치약에 포함된 연마제는 흡연을 하거나 차를 많이 마실 때, 또는 치아에 착색이 잘 되는 경우 치아 표면의 불순물과 착색을 제거하는 일종의 사포 역할을 하는데, 이가 시린 경우에는 자극을 줄 가능성이 큽니다. 따라서 일반적인 치약보다 연마제가 없거나 적게 들어 있는 제품을 선택합니다.

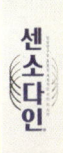

의약외품
센소다인오리지널 (GSK)
[주성분 : 염화스트론튬]

탈민감제 단일 성분으로 연마제가 들어 있지 않아 자극성이 없습니다. 시린이 치약의 본연 목적에 가장 부합합니다. 거품이 잘 나지 않아 사용에 불편감이 있으며, 불소가 들어 있지 않아 충치에 대한 예방효과는 없습니다.

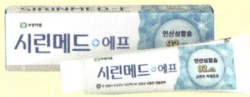

의약외품
시린메드에프치약 (부광약품)
[주성분 : 미세결정수산화인회석칼슘]

의약외품
센소다인후레쉬민트 (GSK)
[주성분 : 질산칼륨, 염화불소]

탈민감제와 더불어 연마제가 소량 복합되어 있어 양치의 불편감 완화와 더불어 시린이를 경감시킬 수 있는데, 특별한 원인 없이 치아가 과민한 상태일 때 사용하는 제품이므로 증상의 개선이 없다면 치과에서 진료를 받아야 합니다.

구강 살균(가글)
살균효과 지속을 위해 너무 많이 헹구지 마세요

가글은 대부분 살균 및 소독 효과를 나타내는 성분으로 구성되어 있으며, 그 효력에 따라 일반의약품 및 의약외품으로 나뉘므로 용도에 약간의 차이가 발생합니다. 일반의약품은 '클로르헥시딘(chlorhexidine)' 성분의 경우 치은염, 치과 수술 후, 틀니에 의한 염증 및 구내염, 아구창 등 잇몸 및 입 안의 염증에 사용합니다. '벤제토늄(benzethonium)'은 구강 및 인후의 살균효과에 더불어 편도염, 목 통증 등 감기에 따른 증상 및 예방에 사용합니다.

일반적인 가글은 의약외품으로 분류되며 치료효과, 주로 구취 제거 및 잇몸질환의 증상 감소에 이용됩니다. 향이나 느낌, 자극 세기 정도에 따라 선택할 수 있어서 취향에 따라 고르는 경우가 많은데, 그중 대표적인 두 가지 제품에는 성분 차이가 존재합니다. 첫째, 유해세균을 파괴하는 '플루오르화나트륨(sodium fluoride)'과 '염화세틸피리디늄(cetylpyridinium chloride)'이 복합된 제품, 둘째로 항균효과와 국소마취

작용을 하는 허브추출물인 '유칼립톨(eucalyptol), 멘톨(menthol), 티몰(thymol)'과 소염제인 '살리실산메틸(methyl salicylate)'이 복합된 제품으로 나눌 수 있습니다. 두 제품 모두 구취 제거 및 충치 예방, 잇몸질환 증상 경감작용을 나타낼 수 있는데 전자 쪽이 예방하는 쪽에 가까우며, 플라그를 막아주고 잇몸염증용 구강헹굼제로 FDA의 승인을 받은 성분인 후자 쪽이 잇몸 증상 개선에 더 가까운 편입니다.

우리 집에 필요한 가글

select 의약품 가글은 염증 증상 완화, 일반 가글은 구취 제거 및 치주질환 예방

강

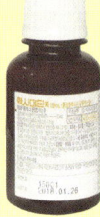

헥사메딘액 (부광약품)
[주성분 : 클로르헥시딘]

치과 진료 시 많이 처방되며 구내염, 아구창 등 잇몸 및 입 안의 염증에도 사용 가능합니다.

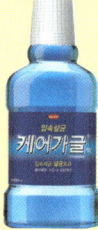

케어가글액 (한미약품)
[주성분 : 벤제토늄]

입 안 염증 및 감기에 걸렸을 때 목이 따가운 경우에 효과적입니다.

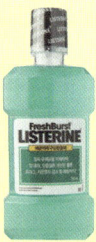

의약외품
리스테린액 (존슨앤존슨)
[주성분 : 멘톨]

구취 제거 및 잇몸질환 증상의 경감에 사용됩니다.

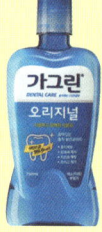

의약외품
가그린오리지널 (동아제약)
[주성분 : 세틸피리디늄]

식사 후 또는 구강을 상쾌하게 하고 싶을 때 사용합니다.

약

효력

감기
만병통치 감기약은 사실 없어요

감기는 바이러스로 인해 발생하므로 뚜렷한 치료제는 사실 없습니다. 증상을 경감시키는 것이 주목적이 되므로 자신의 상태에 맞는 약을 복용하는 것이 중요합니다. 종합감기약의 경우 감기 증상에 대한 모든 성분을 조금씩 넣으려다 보니 한 증상에 필요 없는 약을 복용하게 되거나 심한 증상을 가라앉히기엔 용량이 부족할 때가 많습니다.

약국 외에서 판매되는 안전상비의약품이 몇 가지가 있긴 하나 감기약은 그 종류와 성분, 용량이 워낙 다양하여 환자가 직접 제품을 선택하는 것은 거의 어렵습니다. 기본적으로 생각할 사항은 종합감기약보다는 자신의 증상과 가까운 제품을 약국이나 병원에 요청하는 것입니다.

감기약을 크게 분류해보면 ⓐ 종합감기약, ⓑ 콧물약, ⓒ 기침·가래약, ⓓ 목감기약, ⓔ 한방약 등으로 나눌 수 있습니다. 증상에 맞춰 각 종류를 적절히 조합하는 경우가 많은데 성분이 중복될 수도 있으므로 임의로 섞어 복용하지 않도록 주의가 필요합니다.

감기약에는 어떤 성분들이 주로 사용되는지 알아보겠습니다.

> **종합감기약에 포함된 성분과 종류들**
>
> - 진해거담제 : 기침, 가래에 쓰이는 성분
> 예) 덱스트로메토르판(dextromethorphan), 티페피딘(tipepidine) 등
>
> - 항히스타민제 : 콧물 및 가려움, 알레르기에 쓰이는 성분
> 예) 클로르페니라민(chlorpheniramine), 세티리진(cetirizine) 등
>
> - 비충혈제거제 : 코가 막혔을 때 쓰이는 성분
> 예) 페닐에프린(phenylephrine), 슈도에페드린(pseudoephedrine) 등
>
> - 해열진통제 : 두통, 발열, 몸살, 인후통 등에 쓰이는 성분
> 예) 아세트아미노펜(acetaminophen), 이부프로펜(ibuprofen) 등
>
> - 소염효소제 : 염증물질을 분해하는 효소가 들어 있는 성분
> 예) 세라티오펩티다제(serratiopeptidase), 브로멜라인(bromelain) 등

대부분의 종합감기약에는 '항히스타민제'라고 하는 콧물 완화 성분이 포함되어 있어 개인에 따라 졸음을 야기할 수 있습니다. 감기약을 복용한 뒤 몽롱하거나 집중력이 떨어질 가능성이 높으니 운전 등에 주의해야 하고, 음주를 하게 되면 노곤함이 더 심해지니 각별히 유의해야 합니다. 또한 입 안이 마르는 증상이 나타날 수 있고, 고연령층의 경우 소변을 잘 못 볼 수도 있습니다. 따라서 이런 항히스타민제의 부작용인 졸음을 완화하고 각성 및 진통 효과를 주기 위해 카페인이 배합될 때가 있는데, 이로 인해 두근거림, 불면, 중독 등의 부작용 우려가 있습니다. 이에 따라 커피 등 카페인을 많이 섭취하고 있거나 성분에 민감한 경우 주의하는 것이 좋습니다.

감기약의 짝꿍, 쌍화탕은 어떤 효과가 있나요?

쌍화탕은 일반적인 감기약과 함께 복용해도 무방한 경우가 많습니다. 그러나 처방의 원래 목적은 기(氣)와 혈(血), 두 가지를 쌍(雙)으로 조화(調和)시키는 의미의 피로회복제여서 사실 쌍화탕은 감기와 직접적인 관계가 있다고 보기는 어렵습니다. 아무래도 피곤해서 감기에 걸리는 경우도 많고 타 한방약에 비해 거의 부작용 없이 무난하게 복용할 수 있다는 장점으로 대중화된 것이라 여겨집니다.

우리 집에 필요한 감기약

select 1. 기존 약과 종합감기약의 성분이 중복되는지 확인

종합감기약에는 해열제, 기침약, 코감기약 등 여러 성분이 포함되어 있으므로 다른 약과 성분이 겹치지 않는지 확인해볼 필요가 있습니다. 또한, 만성질환으로 약을 장기 복용하는 경우 감기약 성분이 기존 증세를 악화시킬 가능성이 있으므로 더욱 주의가 필요합니다. 기침약 '메틸에페드린'은 혈압을 상승시키며 교감신경을 자극시키므로 고혈압 환자와 맥박이 불안정하거나 불안감을 자주 느끼는 경우는 피하며, 항히스타민제 성분 콧물약 '클로르페니라민'은 방광·전립선 주변의 근육을 수축시켜 요도를 막아 소변을 방해할 수 있으니 유의합니다. 종합감기약 알약과 물약은 서로 유사한 성분을 갖고 있으므로 동시에 복용하지 않습니다.

제제	종합감기약 알약	종합감기약 물약
제품	화콜클래식원연질캡슐 (중외제약) 씨콜드정 (대웅제약) 화이투벤씨플러스캡슐 (한국다케다) 하벤파워캡슐 (고려제약)	판콜에스내복액 (동화약품) 판피린큐액 (동아제약) 판토에이내복액 (삼성제약)
장단점 및 특징	기침, 가래, 콧물, 두통 등 감기 증상에 대한 여러 성분이 포함되어 복용이 간편하나 전반적으로 함량이 낮아 빠른 효과를 기대하기 어렵습니다.	액체 형태로 흡수가 빠르나 대부분 카페인이 함유되어 있어 고연령층에서 의존성을 나타내는 경우가 많습니다.

select 2. 기침약과 가래약은 복합된 경우가 대부분

제품	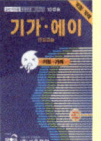 기가에이연질캡슐 (서울제약) [주성분 : 덱스트로메토르판] 유사성분제품 : 코푸스탑플러스연질캡슐(한미약품), 바스크롱캡슐(태극제약)	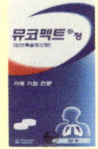 뮤코펙트정 (베링거) [주성분 : 암브록솔] 복합소부날캡슐 (진양제약) [주성분 : 소브레롤] 동일성분제품 : 새로론캡슐(씨트리)
중점 효능	3~4가지 이상의 성분이 복합된 기침가래약 제품의 경우에는 기침반응 억제, 기관지 확장, 가래 제거, 항히스타민제 등의 성분이 포함되어 있는데 가래보다는 기침에 중점을 둔 것이 많습니다.	1~2가지 정도의 성분이 복합된 기침가래약 제품의 경우에는 가래를 녹이거나 배출하는 성분을 위주로 하여 기침보다는 가래에 중점을 둔 것이 많습니다.

select 3. 물에 타서 복용하는 감기약은 초기에 사용

따뜻한 물에 타서 차처럼 복용하여 수분 보충 및 한기를 제거하는 일종의 서양식 쌍화탕이며, 오래된 감기보다는 감기 초기에 효과를 나타냅니다. 종합감기약이 아니라 진통제, 콧물약 등 몇 가지 성분만 포함되어 기침, 가래 등에는 효과를 발휘하기 어렵습니다.

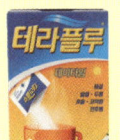

테라플루데이타임·나이트타임건조시럽 (노바티스)
[주성분 : 아세트아미노펜]
동일성분제품 : 모드콜플루건조시럽(종근당)

발열, 몸살, 두통에 효과적인 진통제 '아세트아미노펜' 성분 위주로 종합감기약이라기보다는 몸살, 콧물 쪽에 중점을 나타냅니다. 졸음이 오는 성분인 항히스타민제 포함 유무로 데이/나이트 용이 따로 시판됩니다.

PART 2

위·장

소화불량 | 속쓰림 | 구토·멀미 | 숙취 | 변비 | 설사 | 회충 | 치질

소화불량
위장병이 있을 때는 마시는 소화제를 삼가야

먹는 즐거움은 그 어디에도 비할 바 없지만 과식을 하거나 음식을 급히 먹게 되면 흔히 '체한다'라고 하는 소화불량 증상이 발생하는데, 이때 알약 혹은 물약 소화제를 많이 찾게 됩니다.

알약 형태의 소화제는 '소화효소'가 주성분을 이룹니다. 우리가 먹는 음식물에는 탄수화물, 지방, 단백질의 영양소가 포함되어 있는데, 이것들은 구조가 크기 때문에 우리 몸에서는 침이나 위액 등으로 잘게 분해하여 흡수하기 쉬운 구조로 바꾸게 됩니다. 소화제 알약에는 탄수화물을 분해하는 아밀라아제(amylase), 지방을 분해하는 리파아제(lipase), 단백질을 분해하는 프로테아제(protease)라는 효소가 함유되어 있으며 이 세 가지 효소가 복합되어 있는 '판크레아틴'이라는 효소를 사용하는 경우도 많습니다.

이런 효소는 음식물을 잘 잘라주는 역할을 하므로 일시적인 과식에는 도움이 되지만 소화불량의 동반 증상인 가스 발생, 속쓰림 등을 잡아

==주기는 어렵습니다.== 또한 고연령층이나 췌장 이상 등의 질병이 있는 경우가 아닌 보통의 건강한 사람들은 이런 소화효소가 부족해지는 경우가 드물기 때문에 효과를 잘 보지 못하는 경우도 있습니다.

음식물이 발효되거나 음식이 오랫동안 위장에 머물면서 가스가 많이 발생하는 경우가 있는데, 트림이나 방귀가 자주 나고 속이 더부룩한 경우에는 시메티콘(simethicone), 디메티콘(dimethicone) 등의 가스제거제 성분이 포함된 제품이 좋습니다.

속이 더부룩하거나 소화가 잘 안 되는 경우에 마시는 타입의 소화제를 찾는 경우도 많습니다. 드링크 소화제류는 감초, 계피, 회향, 정향, 창출, 고목, 진피, 육두구 등의 생약 등이 주성분이므로 알약 소화제와는 성분이 다릅니다. 특유의 향기와 성질을 갖고 있어 위장이 약하거나 스트레스로 인한 위산 과다에는 지나친 자극이 되므로 사용하지 말아야 합니다.

특히 ==이산화탄소는 일시적인 청량감을 가져다주어 마치 위장이 활발해지는 느낌을 가질 수 있지만, 오히려 이산화탄소의 부피로 인해 소화된 부분이 아래로 못 내려가고 위쪽으로 역류하게 만들 수 있습니다.== 따라서 마시는 소화제류는 과식이나 단순 소화불량에 아주 가끔씩 사용해야 하며 위장병이 있거나 만성 소화불량 증상에는 쓰지 않아야 합니다.

속이 쓰릴 때 소화제의 효과는?

맵고 짠 음식을 많이 먹거나 술을 과하게 마셔 속이 쓰린 경우에도 소화제를 찾는 사람들이 있습니다. 이럴 때는 소화제가 아니라 속쓰림의 원인인 위산을 중화하는 제산제가 함께 포함된 제품을 복용해야 합니다. 하지만 제산제는 다른 약과 동시에 복용하면 약물의 흡수를 방해할 수 있고 과다 복용할 경우 변비나 설사 등을 일으킬 수 있으므로 주의가 필요합니다.

우리 집에 필요한 **소화제**

select 1. 알약 소화제는 증상에 따라 구별

소화제 알약은 음식에 대한 효소제를 기본으로 하고 있으며 과식, 구역, 속쓰림 등 각 증상에 따라 가스제거제, 위장운동조절제, 제산제 등의 부가적인 성분이 도움을 줄 수 있습니다.

제품	베아제정 (대웅제약) [주성분 : 판크레아틴] 훼스탈플러스정 (한독)	속시나제삼중정 (일동제약) 하이스탈정 (명문제약) [주성분 : 알루민산마그네슘]
증상	과식하거나 속이 더부룩할 때(가스제거제 포함)	속쓰림 증상(소화제와 제산제의 배합)

select 2. 마시는 소화제는 보조적인 역할로 이해

소화제 드링크는 소화효소가 들어 있지 않아 보조적인 역할로 복용하는 것이 좋습니다. 성분보다는 개인의 복용 경험 혹은 맛의 취향에 따라 선택하는 경향이 강한데, 제품에 포함되는 탄산의 양이 다소 적어지는 추세입니다.

제품	증상
생록천골드액 (광동제약) 베나치오에프액 (동아제약) 속청액 (종근당) 까스활명수큐액 (동화약품)	성분 간 큰 차이는 없으나 탄산이 들어 있는 제품은 위장이 약한 경우 주의합니다. 대부분의 제품은 알약 소화제와 함께 복용해도 무방합니다.

속쓰림
일시적인지, 자주 나타나는지에 따라 달라

스트레스나 음주, 각박한 주위 환경 등 속 쓰릴 일은 참 많습니다. 위장에서는 위산을 분비해 음식물을 잘게 분해하는데 <mark>위산이 과다하면 산성의 작용으로 위벽이 손상되고 속쓰림이 유발됩니다. 이럴 때 가장 많이 사용하는 약이 위산을 중화하는 제산제입니다.</mark> 매운 음식을 먹거나 술 마신 다음 날 등에 나타나는 일시적인 속쓰림이라면 간단한 위장약의 복용만으로도 증상 경감에 큰 도움이 될 때가 많습니다.

약국에서 구입할 수 있는 제산제들은 알약, 현탁액, 가루약 등 종류가 많지만 기본적인 원리는 동일하다고 볼 수 있습니다. 산을 중화하기 위해 알루미늄, 마그네슘, 칼슘, 나트륨 등의 알칼리성 성분들이 사용되고, 그중 알루미늄과 마그네슘 그리고 이 두 가지를 비슷한 양으로 결합한 '알마게이트(almagate)' 등이 대표적입니다. 하지만 제산제를 장기간 복용하면 우리 몸의 전해질 균형에 영향을 줄 수 있는데 마그네슘은 설사, 알루미늄은 변비를 유발할 수 있습니다.

특히 현탁액 제형이 속쓰림에 가장 빠른 효과를 나타내어 선호도가 높은데 효력 지속시간은 불과 1~2시간이라 하루에 네 번 정도 복용해야 하는 불편함이 있습니다. 위장 전체에 작용하기에는 주성분의 양이 적어 물을 혼합해 부피를 늘렸으므로 현탁액 제산제는 반드시 흔들어서 복용해야 합니다.

산을 중화하는 제산제에 비해 위산 분비 자체를 억제하는 일명 '위산분비억제제'가 더 효과적인 경우가 많습니다. 위산 분비 신호호르몬인 히스타민을 막아주는 히스타민 길항제 성분[예 : 시메티딘(cimetidine), 파모티딘(famotidine), 라니티딘(ranitidine) 등] 중 라니티딘은 저용량인 경우 일반의약품으로 판매가 가능하여 단독 내지는 제산제와 복합된 제품이 선호도가 높습니다.

위장 쪽이 불편한 속쓰림과 가슴 쪽이 따가운 가슴쓰림, 그리고 소화불량 이 세 가지를 구별할 필요가 있습니다. 부위가 서로 인접하여 아픈 곳을 정확히 짚기가 힘들뿐더러 증상에 대해 혼동할 가능성이 많기 때문입니다. 가슴쓰림은 위식도역류질환(GERD, GastroEsophageal Reflux Disease)으로 더 많이 지칭되며, 위 내용물이 위장에서 식도로 역류하지 않도록 막아주는 근육인 식도괄약근이 약하거나 늘어져 있을 때 위산이 역류해 발생하는 경우가 많습니다. 처방품목의 위산분비억제제 위주로 치료해야 하므로 진료가 필요한 부분이며 제산제는 일시적인 증상 경감 목적으로 사용합니다. 미역의 미끈한 거품 성분인 '알긴산(alginic acid)'이 포함된 일부 시판 제품은 위 내용물이 역류하더라도 위산 위에 먼저 떠올라 식도 표면을 보호하는 알긴산의 원리를 이용한 것입니다.

우리 집에 필요한 **속쓰림약**

> **select 1.** 일시적인 속쓰림에는 제산제 위주로 단기 복용
>
> 위장의 만성 증상이나 약물 복용을 장기간으로 하는 경우에는 위산분비억제제를 장기적으로, 갑작스런 속쓰림에는 빠른 시간 내에 효과를 나타내는 제산제를 단기적으로 복용하는 경우가 많습니다.

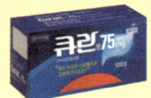

큐란정75mg (일동제약)
[주성분 : 라니티딘]
동일성분제품 : 잔탁정75mg(GSK)

위산분비억제제인 라니티딘이 주성분으로 예전에는 처방이 필요한 전문의약품이었지만 일부 제품들은 함량을 낮춰 일반의약품으로 판매가 가능해졌습니다(라니티딘 성분의 경우 75mg 제품은 일반의약품, 150mg · 300mg 제품은 전문의약품으로 분류). 일부 혈압약과 천식약·와파린(혈액응고방지제)·안정제 등 다른 약물과의 상호작용이 많은 편이며, 위산 분비를 너무 억제하면 음식물을 분해하기 어려워져 소화불량 등 속이 불편한 증상이 나타나기도 합니다.

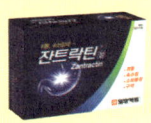

잔트락틴정 (일양약품)
[주성분 : 라니티딘]
동일성분제품 : 라니콤정(영일제약), 위니스정(삼진제약)

위산분비억제제를 소량으로 배합하고 제산제를 위주로 하여 속쓰림과 위통 증상을 빨리 개선합니다. 장기간 복용 시 변비나 설사를 유발할 수 있습니다.

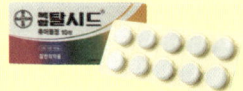

복합탈시드츄어블정 (바이엘)
[주성분 : 히드로탈시트]
유사성분제품 : 시알딘정(미래제약)

노루모에스산 (일양약품)
[주성분 : 수산화알루미늄]

위산분비억제제는 포함하지 않고 제산제 및 보조 성분 포함으로 가벼운 속쓰림과 불쾌한 복부 증상을 완화합니다.

> **select 2.** 현탁액 위장약은 산을 줄이는 제산제 역할
>
> 짜 먹는 형태의 위장약이 위장을 코팅해서 보호해준다고 생각하기 쉽지만(위장을 감싸줄 만큼 충분한 양이 되지 못함) 위산을 중화시키는 제산제 성분으로 이루어져 있다는 점을 알아야 하며, 다른 약물과의 상호작용을 줄이고 약효 지속을 위해 식후 30분보다는 식후 1~2시간쯤 후에 복용하는 것이 좋습니다.

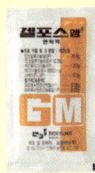 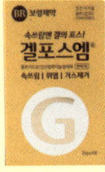

겔포스엠현탁액 (보령제약)
[주성분 : 인산알루미늄]

알루미늄 및 마그네슘 두 가지 제산제와 더불어 가스제거제가 포함되어 있어 과다한 가스로 인한 복부팽만, 소화불량 등 위장에서 나타나는 불쾌한 증상을 완화할 수 있습니다. 장기 복용 시 변비를 유발할 가능성이 있습니다.

알마겔에프현탁액 (유한양행)
[주성분 : 알마게이트]
동일성분제품 : 알드린현탁액(일양약품), 겔투현탁액(삼진제약)

제산제로 사용되는 알루미늄과 마그네슘을 적절히 섞어서 변비, 설사 등의 부작용 빈도를 줄입니다. 처방용으로 많이 사용되는 성분이며 알마게이트의 함량에 따라(한 포당 알마게이트 1g · 1.5g) 두 종류로 출시됩니다.

겔마현탁액 (삼진제약)
[주성분 : 구아이아줄렌]

제산제 대신 위점막을 보호하는 성분을 사용하여 속쓰림을 완화하는 효과는 다소 낮지만 장기 복용 시 설사, 변비 가능성이 가장 적으며 다른 약물과 상호작용이 덜합니다. 가스제거제인 디메티콘 성분이 복합되어 있습니다.

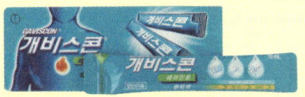

개비스콘페퍼민트현탁액 (옥시레킷벤키저)
[주성분 : 알긴산]
동일성분제품 : 알드린현탁액(일양약품), 겔투현탁액(삼진제약)

주성분인 알긴산이 물리적인 방어층을 형성해 위산이 식도로 역류하지 않도록 차단하여 식도·가슴 윗부분의 쓰린 증상 완화에 중점을 둘 수 있습니다. 위산 과다 및 속쓰림 증상이 동반될 때는 제산제의 함량을 좀 더 높인 <개비스콘더블액션>이 효과적일 수 있습니다.

구토·멀미
속이 울렁거릴 땐 휴식이 최고의 약

위장에 있는 음식물을 게우는 구토, 가슴이 답답하고 토하고 싶은 오심(惡心, 구역), 차를 탈 때 메스꺼운 멀미 등은 음식물이 다시 빠져나가지 못하게 위장의 위와 아래쪽을 잡아주는 근육이 풀어져서 발생하게 됩니다. 일반적인 위장약인 제산제라든지 소화제는 대부분 효능란에 구역, 구토가 표시되어 있으나 실제적으로는 항구토제나 멀미약이 더 직접적이고 빠른 효과를 나타냅니다. 위장운동촉진제에 속하는 '돔페리돈(domperidone)' 성분은 위장의 운동이 너무 저하되거나 항진될 때 운동을 정상적으로 조절하는 역할을 하는데, 식도 하부를 수축시켜 음식물이나 위산의 역류 및 구토를 방지해주는 작용으로 구역, 구토, 역류성식도염 등의 증상 완화에 도움이 될 수 있습니다.

멀미란, 우리가 평소엔 경험하지 못하는 운동에 대해 우리 몸이 익숙하지 못해서 나타나는 현상입니다. 즉 자동차, 배, 비행기, 놀이기구 등에 탑승할 때 상하 혹은 좌우로 움직임이 계속 일어나면 평소에 전달되던 자극과 달리 우리 몸의 균형을 담당하는 기관인 눈, 귀, 뇌가 흔들림에 민감해지기 때문입니다. 운송수단에서 내려서 발생하는 멀미 역시 흔들리는 환경에서 고정된 환경으로 변화할 때 우리 몸이 적응하기 전에 나타나는 증상입니다. 이렇게 멀미는 몸이 움직이는 감각과 균형을 잡으려는 감각이 충돌하여 발생하며, 멀미약은 이 사이의 신경 신호에 관여합니다.

멀미약에는 알약, 씹어 먹는 츄어블, 짜서 먹는 스틱형, 껌형, 마시는 물약, 붙이는 패치형 등 여러 가지 형태가 있지만 먹는 약은 그 원리가 대동소이하므로 먹는 약과 붙이는 형태로 크게 선택 기준을 나눠볼 수 있습니다. 선택 기준은 예상 여행 시간에 따라서 달라지는데 먹는 약은 효과가 빨리 나타나는 대신(출발 30분 내지는 1시간 전에 복용) 그 효력 시간이 짧고, 붙이는 형태의 패치형 멀미약은 효력시간이 길고 효과 발현시간은 다소 늦게 나타나기 때문입니다(출발 4시간 전에 부착). 제품마다 차이가 있지만 먹는 약은 보통 갈 때, 올 때 한 번씩 복용하며 부착형은 떼지 않는다면 3일까지 효력이 지속됩니다.

멀미약에 사용되는 성분으로는 멀미 신호에 대한 중추신경계의 신경 전달물질인 아세틸콜린의 작용을 직접적으로 억제하는 '스코폴라민', 위장에서 자극을 받을 때 구토를 일으키는 히스타민 수용체에 대한 '항히스타민제', 구토 완화에 도움되는 비타민인 '피리독신(비타민B_6)' 등이 있습니다. 이 중 항히스타민제는 졸음을 유발하므로 복용하고 잠이 오는 경우가 많습니다. 따라서 대부분의 먹는 멀미약은 잠을 쫓기 위해 각성 효과를 나타내는 카페인을 복합하고 있고 그 함량도 적지 않으므로 자양강장제, 커피 등과 같이 먹지 않는 것이 바람직합니다.

우리 집에 필요한 구토·멀미 약

> **select 1.** 구토 시에는 위장운동촉진제가 효과적
>
> 구역·구토가 나타날 때는 자가적인 판단으로 일반적인 소화제나 위장약을 복용하기보다는 구입 시 제품 선택에 대한 조언을 받는 것이 좋습니다.

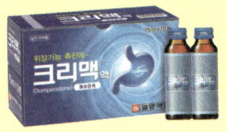

크리맥액 (일양약품)
[주성분 : 돔페리돈]
동일성분제품 : 멕시롱액(동아제약)

식도 하부를 수축시켜 음식물이나 위산이 역류하는 것을 방지하여 구토를 막아줍니다.

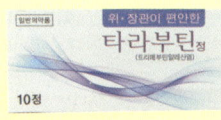

타라부틴정 (국제약품)
[주성분 : 트리메부틴]
동일성분제품 : 바이메틴정(테라젠이텍스), 베부틴정(영일제약)

효과는 다소 마일드하나 위장관 운동을 조절하는 기능이 있어 구토, 소화불량, 변비 등 여러 증상에 소화제·제산제 등과 함께 사용할 수 있습니다.

select 2. 멀미약은 붙이는 형태와 그 이외를 구분

장시간 비행기나 배를 타는 경우 또는 3일 이상 해외로 장기여행을 할 때는 붙이는 형태의 멀미약을 부착하고, 버스나 기차 등으로 단시간 국내 이동 시에는 먹는 형태의 멀미약을 복용하는 것이 보편적인 용법입니다.

제제 및 제품	트라밍츄정 (크라운제약) [츄어블] 뱅드롱액 (부광약품) [물약] 토스롱액 (동성제약) [물약] 메카인정 (태극제약) [알약] 염산메클리진정 (파비스) [알약] 노보민시럽 (삼익제약) [시럽] 뉴소보민시럽 (삼익제약) [시럽] 보미롱산 (영일제약) [가루약]	키미테패취 (명문제약)
증상	제품에 포함된 '메클리진' 혹은 '디멘히드리네이트' 성분이 멀미 및 어지러움을 막아주며 여행 30분~1시간 전에 미리 복용합니다. 갈 때, 올 때 하나씩 복용하며 사용 간격은 4시간, 하루 복용 횟수는 1일 2회를 넘기지 않습니다.	효력이 3일 동안 오래 지속되나 부작용 우려가 높아 소아용은 처방이 필요합니다. 출발 4시간 전에 귀 뒤의 털이 없는 건조한 피부에 붙입니다. 눈에 약이 묻지 않도록 부착이나 탈착 시 비누로 손을 깨끗이 씻어야 합니다.

숙취
술에는 큰 비방은 없어요

결론부터 말하자면, 숙취에는 별다른 약이 없고 자신의 주량에 맞춰 기분 좋게 적절히 마시는 것이 최선이라 할 수 있습니다. 술을 마시면 간에서 알코올이 '아세트알데히드'라는 일종의 독성물질로 변해 우리 몸에서 나쁜 것으로 인식하여 두통, 속쓰림, 구역, 무기력증 등 여러 증상을 나타냅니다.

일반적으로 광고하는 숙취음료는 약이나 건강식품이 아닌 음료로 분류되어 있으며, 따라서 그 효과는 의문시됩니다. 최근 숙취 해소로 각광받는 헛개 역시 아직까지는 과학보다 전통에 근거해 있는 관계로 선뜻 다루기는 어려우며, 간이 피로해진 상태에서 당분을 분해하는 것이 쉽지 않기 때문에 설탕물, 꿀물, 주스보다는 물을 적당히 섭취하는 것이 중요합니다. 수분이 빠져나갈수록 혈액이 진해지고 순환은 방해되며 독성물질은 계속 남아 숙취를 더 일으키기 때문이죠.

위장을 보호하자는 생각으로 현탁액 형태의 위장약을 미리 복용하는 경우가 있는데, 이는 위장을 코팅해서 보호하는 효과가 아니라 음주 후 발생하는 위산을 중화시키는 원리이므로 큰 도움은 되지 않습니다. 그나마 가장 현실적인 대안이 간장약이라 할 수 있는데, 간이 피로를 풀어주고 독성물질을 해독하는 역할을 하기 때문입니다. 사실 한두 번 복용으로 효과를 기대하기는 어려우며, 앰플이나 바이알 등 물약 형태의 간장약이 임상경험 측면에서 볼 때 좀 더 선호되는 편입니다.

우리 집에 필요한 **숙취약**

> **select.** 약을 믿고 과음해서는 안 될 일
>
> 숙취를 해소한다는 음료나 약이 모든 사람에게 효과를 발휘하기는 어려우며, 경우에 따라 분명 숙취가 덜하다고 느끼는 경우도 있겠지만 그걸 믿고 평소보다 술을 더 많이 마시면 몸에 매우 좋지 않겠죠. 너무 당연한 말이겠지만 숙취를 피하는 가장 좋은 약은 과음하지 않는 것입니다.

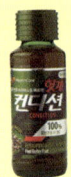

혼합음료(건강보조식품)
여명808 (그래미)
[주성분 : 칡, 감초 등]

혼합음료(건강보조식품)
헛개컨디션 (CJ)
[주성분 : 헛개]

숙취 제거에 많이 사용되던 한방약재인 칡, 헛개를 사용해 술의 독성물질인 아세트알데히드를 분해하여 두통, 구토, 갈증 등의 증상을 완화한다고 알려져 있으나 그 효과를 완전히 장담하기는 힘들고, 특히 과음에는 큰 도움이 되지 않는 경우가 많습니다.

헤포스시럽 (조아제약)
[주성분 : 아르기닌]
동일성분제품 : 헬스리바액(테라젠이텍스), 알코덱스액(구주제약)

간에 독성을 일으키는 암모니아가 축적되지 않도록 독소 배출을 촉진하는 '아르기닌' 및 간의 대사활동을 원활하게 도와주는 '베타인' 등의 아미노산 위주 복합 성분으로 이루어져 있으며, 마시는 물약 타입의 앰플·바이알 형태로 흡수가 빨라 숙취 및 피로를 풀어주는 데 효과적입니다.

변비
잘못된 사용은 장운동을 둔하게 만들어요

하루에 한 번 꼭 배변하지 않으면 변비 증상이 있다고 생각하는 경우가 많지만, 대변의 굳기가 굳고 양이 적으며 일주일에 3회 미만으로 배변하는 경우를 변비라고 부를 수 있습니다.

변비약은 그 종류가 무척 다양하고 기전과 부작용 등이 각기 다르므로 선택에 있어서 주의가 필요합니다. 변비에 사용되는 약물은 '완하제' 혹은 '하제'라고 부르며 그 작용 기전에 따라서 여러 가지 성분이 복합되는 경우도 많습니다. 변비약에 사용되는 대표적인 성분은 아래와 같습니다.

> **변비약의 약리적 분류**
> 1. **팽창성 하제** : 장 안에서 수분을 끌어들여 변을 팽창시킴. 예) 차전자피(pysllium)
> 2. **염류성 하제** : 삼투압작용을 이용해 물을 끌어들여 변을 묽게 함. 예) 마그네슘
> 3. **연하성 하제** : 굳은 변에 계면활성작용으로 지방과 물을 섞이게 하여 변을 연하게 해줌. 단독보다는 복합 성분으로 여러 변비약에 포함. 예) 도큐세이트(docusate)
> 4. **자극성 하제** : 장의 신경총을 직접적으로 자극하여 항문으로 밀어냄. 강하고 빠른 작용을 하나 과도하게 사용하면 약물의존성이 생김. 예) 비사코딜(bisacodyl), 센나(senna)
> 5. **글리세린(glycerin)** : 항문에 직접 넣는 물약 형태의 관장약 성분으로 이용. 직장으로 투여하기 때문에 가장 빠른 효과를 보이지만 의존성이 심해질 수 있음.

1에서 5로 갈수록 효력이 더 강하며 동시에 의존성과 부작용이 심해지므로 단계별로 시도해야 합니다. 팽창성 하제의 경우 과립형으로 출시되는 경우가 많고 가장 1차적으로 시도할 수 있습니다. 염류성 하제는 마그네슘 성분이 대표적인데, 마그네슘은 변을 묽게 하는 데다 알칼리 성분이라 위장에서는 위산을 중화시켜 위염, 위산 과다 등으로 동반된 속쓰림을 제어하는 효과도 보입니다. 장기간 복용하는 경우, 수분 및 전해질 불균형을 가져올 소지가 있기 때문에 물을 충분히 섭취하여 마그네슘이 과다하게 흡수되지 않도록 하고 심한 변비에 단기간 사용하는 것이 좋습니다.

시판되는 대부분의 알약 형태 변비약들은 장에 직접적으로 작용하는 자극성 하제인 비사코딜과 연하성 하제인 도큐세이트가 포함되어 있으므로 위 제품들에 비해 빠른 효과를 나타내나 의존성을 유발할 수 있습니다. 또 장기간 복용하면 설사, 체중 감소 및 전해질 불균형, 골연화증, 비타민과 미네랄 결핍증 등의 부작용이 나타날 수 있으며 장이 스스로 운동하는 능력이 떨어져 변비약에만 의존할 가능성이 생기니 일주일 이상 연속 사용하는 것을 피해야 합니다.

우리 집에 필요한 **변비약**

> **select.** 변비약은 장기간 사용하지 않도록 주의
>
> 만약 배변을 거르거나 변을 보더라도 시원한 느낌이 없을 때 등 사소한 변화에도 민감하게 반응하여 변비약을 남용하면 대장운동이 억제되어 변비가 더 가속화될 우려가 있습니다. 따라서 변비가 있으면 먼저 식습관 및 생활습관을 개선하는 노력부터 시작하여 약물 복용은 최소화하며 강한 변비약보다는 순한 변비약부터 시도해야 합니다. 유산균을 꾸준히 복용하면 변비 증상을 경감하는 데 큰 도움이 될 수 있습니다.

강 / 효력

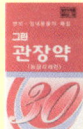

그린관장약 (그린제약)
[주성분 : 글리세린]

급성 변비에만 사용해야 하고 계속 사용 시 의존성이 생깁니다.

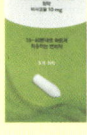

둘코락스좌약 (베링거)
[주성분 : 비사코딜]

검사, 수술, 출산 전에 주로 사용합니다.

둘코락스에스 장용정 (베링거)
[주성분 : 비사코딜]

비코그린에스정 (코오롱제약)
[주성분 : 비사코딜]

핑큐에스정 (드림파마)
[주성분 : 비사코딜]

강한 변비약의 조합으로 빠른 효과를 나타내나 의존성의 우려가 있습니다.

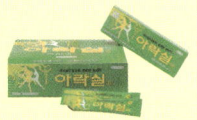

아락실과립 (부광약품)
[주성분 : 센나]

물에 타서 복용하며 알약에 비해 다소 마일드한 편입니다.

무타실산 (일양약품)
[주성분 : 차전자피]

치질, 임신, 변비 시 1차적으로 사용이 가능합니다.

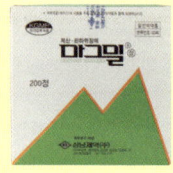

마그밀정 (삼남제약)
[주성분 : 마그네슘]

변을 무르게 하며 속이 쓰릴 때 사용하는 위장약의 역할도 있습니다.

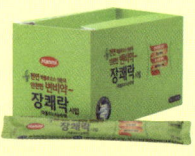

장쾌락시럽 (한미약품)
[주성분 : 락툴로오스]

유소아에게 1차적으로 사용할 수 있는 비교적 순한 성분입니다.

설사
장기능이 떨어졌을 때와 세균으로 인한 때의 약이 달라요

설사를 멈추는 약을 '지사제'라고 하는데 종류에 따라 달리 선택하는 것이 효과적입니다.

첫 번째, 일시적인 배탈의 경우입니다. 설사와 배탈의 가장 흔한 원인은 상한 음식이거나 차가운 음료 또는 음식 등일 때가 많습니다. 설사라는 것은 장에서 일종의 물청소 역할을 담당합니다. 즉, 나쁜 물질이 몸에 계속해서 남아 있다면 이상반응을 지속적으로 일으킬 수 있기 때문에 이를 내보내기 위한 자연스러운 몸의 반응이라 할 수 있습니다. 이럴 때 만약 장의 움직임을 억지로 정지시켜서 설사가 나타나지 않게 막기만 한다면 몸에 계속 남아 있는 유해물질이 나쁜 반응을 일으킬 수도 있습니다.

따라서 상한 음식, 식중독 등에 의해 설사가 일어나는 경우라면 독소를 살균하거나 빨아들여서 그 원인을 없애야 합니다. 이런 경우 독소에 대한 살균작용이 있는 약이 필요합니다. 약국에서 판매하는 지사제에는 살균작용을 나타내는 성분[예: 아크리놀(acrinol)]과 더불어 설사에 동반되는 증상인 복통을 잡아주는 성분[예: 스코폴리아(scopolia)]이 포함된 경우가 많습니다. 독소 자체를 빨아들여서 그대로 내보내는 흡착제 성분[예: 스멕타이트(smectite)]도 급성 설사에 많이 응용되며 주로 물약 형태로 시판됩니다. ==흡착효과가 있는 약은 유해물질뿐만 아니라 다른 약과 음식에 영향을 줄 수 있으므로 타 약물과는 2시간 정도 간격을 두며 공복에 복용합니다.==

두 번째, 장의 움직임을 막는 지사제가 필요한 경우가 있습니다. 기능적으로 장의 운동이 저하되어 있는 경우나 고연령층에 설사가 만성적으로 지속될 때 사용합니다. 우리의 장은 끊임없이 움직여서 수분과 영양소를 흡수하는데 장이 운동하지 못하게 되면 붙잡을 힘이 없어 지속적인 설사를 일으키게 됩니다. 또는 위장이 안 좋을 때 미처 소화되지 않은 내용물이 장을 자극해서 만성 설사가 나타나는 경우가 있습니다.

이렇게 ==만성 설사에는 장의 움직임을 막아 설사를 멎게 하는 성분(예: 로페라미드)을 사용하는데, 이는 장운동을 억제하는 작용이 가장 강력==하여 만성적인 설사에 응용됩니다. 하지만 미처 빠져나가지 못한 독소가 변에 남아 있을 때 억지로 장운동을 억제하면 독소가 더 크게 번식할 우려가 있으므로 일시적인 배탈이나 상한 음식을 먹은 경우에는 이 성분을 복용하지 않는 것이 권장됩니다.

설사가 며칠째 계속되거나 열이나 통증 등의 다른 증상을 동반한다면 병원에서 진료를 받아야 합니다. 병원에서 진료 후 항생제를 복용할 때 설사가 나는 경우도 많은데, 이는 우리 몸에 있는 유해균과 더불어 유익균까지 소실되기 때문에 나타나는 증상입니다. 이런 경우에는 유산균 제제를 복용하는 것이 도움이 될 때가 많습니다.

우리 집에 필요한 **지사제**

select. 배탈에는 살균제, 만성 설사에는 장운동을 제어하는 성분 위주

설사가 발생할 때는 예상 원인에 따라 약의 선택을 달리하는 것이 좋으며, 음식 섭취에도 주의를 기울여야 합니다. 찬 음료나 음식, 기름기·섬유질이 많은 음식, 소화하기 어려운 음식, 자극이 강한 음식, 발효되기 쉬운 음식(설탕이 많이 함유된 음식, 콩류), 우유는 가급적 피하고 보리차, 죽, 이온음료 등을 통해 빠져나간 수분을 보충해주는 것이 좋습니다.

강 → 효력

장의 움직임 제어
로프민캡슐 (영일제약)
[주성분 : 로페라미드]
동일성분제품 : 로파인캡슐(태극제약), 크라운염산로페라미드캡슐(크라운제약)

로페라미드 단일 성분으로 장의 움직임을 막아 효과가 강력하며 복통에 대한 약은 들어 있지 않습니다. 일반적으로 단기간 사용하며 장기능이 저하된 고연령층의 만성 설사에 제한적으로 응용합니다.

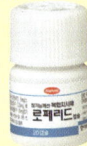

장의 움직임 제어
로페리드캡슐 (한미약품)
[주성분 : 로페라미드]
동일성분제품 : 로페베론캅셀(크라운제약), 로이디펜캅셀(미래제약)

로페라미드 양을 줄이고 살균 및 진정 작용으로 복통 완화에 도움을 줍니다.

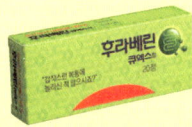

살균작용
후라베린큐정 (일동제약)
[주성분 : 아크리놀]
유사성분제품 : 디앤탑캅셀(현대약품), 타리노정(정우제약)

직접적인 지사제 대신 살균작용 강화로 배탈, 설사, 복통 등에 사용합니다.

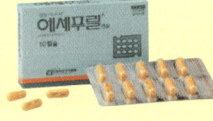

살균작용
에세푸릴캡슐 (부광약품)
[주성분 : 니푸록사자이드]
동일성분제품 : 레피즈캡슐(삼진제약)

항생제 성분으로, 상한 음식을 먹었을 때 급성 세균성 설사에 이용합니다.

효력약

흡착작용

스멕타현탁액 (대웅제약)
[주성분 : 스멕타이트]

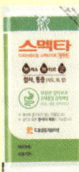

독소를 흡착하여 내보내는 원리로 가장 안전하며 유소아에 사용 가능합니다. 흡착효과로 인해 다른 약과 동시에 복용하지 않아야 하며 최소 2시간 간격을 두고 공복에 복용하는 것이 좋습니다. 식도 및 위장의 통증에도 응용이 가능합니다.

살균작용

정로환당의정 (동성제약)
[주성분 : 크레오소트]

방부살균작용과 위장기능을 촉진하는 생약 성분이 배합되어 가벼운 배탈, 복통, 설사 등에 사용합니다. 고유의 특이한 향으로 인해 환보다는 코팅되어 냄새가 덜한 당의정을 많이 찾는데, 성분 배합은 환 제품이 뛰어납니다.

회충
온 가족이 같은 날에 한 번쯤

보통은 항문이 가려워서 구충제를 먹어야 하지 않을까 하는 생각을 합니다. 하지만 위생 수준이 높아지면서 회충의 발생은 예전에 비해 많이 줄었을뿐더러 항문이 가려운 이유는 기생충보다 피부 자체의 트러블일 때가 많습니다. 집에서 반려동물을 기르는 경우(동물에게는 동물용 구충제를 복용시킬 것), 유기농 채소를 많이 먹는 경우(변이 거름으로 쓰이는 경우 채소에 옮을 수 있음), 흙을 가지고 노는 아이들이 집에 있는 경우, 혹은 어린이집에 다니는 경우 등에는 회충이 발생할 가능성이 더욱 높으므로 온 가족이 6개월에 한 번 정도 주기적으로 구충제를 복용할 필요성이 있습니다.

구충제는 회충, 편충, 요충, 십이지장충 등 주로 장관 내에 기생하는 기생충들을 박멸하는 약입니다. 일반적으로 약국에서 구입할 수 있는 구충제 성분은 '플루벤다졸(flubendazole)', '알벤다졸(albendazole)'이며, 기생충이 포도당을 흡수하는 것을 억제해서 굶겨 죽이는 원리로 성인과

소아 모두 한 알 복용으로 충분히 예방효과를 나타냅니다. 구충제는 식사에 관계없이 복용이 가능한데 식후 즉시 또는 식사 도중에 복용할 때 약의 흡수가 좀 더 높아집니다.

우리 집에 필요한 **회충약**

> **select.** 회충약은 가족 구성원 전체가 같은 날에 복용
>
> 회충 감염을 위한 가장 큰 예방법은 '손씻기의 생활화'입니다. 봄, 가을 내지는 6개월마다 정기적으로 1년에 두 번 정도 구충제를 복용하며, 가족끼리 같은 시기에 복용하는 것이 효과적입니다.

성분	플루벤다졸	알벤다졸
제품	젤콤현탁액 (종근당) 젤콤정 (종근당) 알콤정 (일양약품) 버미플루정 (신풍제약) 훌벤현탁액 (태극제약)	대웅알벤다졸정400mg (대웅제약) 젠텔정 (유한양행) 제니텔정 (테라젠이텍스) 오르원정 (콜마파마)
특징	12개월 이상부터 복용 가능합니다. 물약(현탁액) 형태도 출시되어 알약을 잘 씹어 먹지 못하는 아이들에게 유용한데, 1회 복용량이 15ml로 비교적 양이 많아 먹기 힘들어 하는 경우가 있으므로 씹을 수 있는 어린이면 알약 형태가 권고됩니다.	아이들 항문에 요충이 발견되는 경우 우선됩니다. 요충은 항문 주위에 알을 놓는데, 구충제로는 알이 제거되지 않으므로 일주일 후 한 번 더 복용하여 그 사이에 부화된 요충을 없앱니다.
주의 사항	• 임산부는 신경기능에 이상을 줄 수 있으므로 복용을 금합니다. • 수유부는 약 성분이 모유를 통해 전달되는지에 대한 임상자료가 확립되지 않아 복용을 피하는 것이 좋습니다. • 플루벤다졸 성분은 12개월 미만, 알벤다졸 성분은 24개월 미만에 임상자료가 확립되지 않아 복용하지 않습니다.	

치질
치질의 가장 큰 적은 변비

　치질(痔疾)은 치핵, 치열, 치루 등 항문 안팎에 생기는 외과적 질환을 통틀어서 말합니다. 치핵은 항문 내부의 혈관이나 조직, 점막 등이 축 늘어나 밖으로 나와 있는 상태로, 변비 등으로 힘을 많이 줄 때 조직이 늘어나 밀려 나오는 경우가 많습니다. 치열은 단단한 대변 등에 의해 항문이 찢어져서 배변 시 통증과 함께 피가 나오는 상태입니다. 치루는 항문 안과 항문 바깥을 연결하는 길(치루)을 통해 고름이 배출되는 상태입니다. 즉 치핵은 돌출, 치열은 통증, 치루는 농이 가장 특징적인 증상인데 이 모두를 포괄해서 치질이라고 합니다. 보통 치핵이 가장 흔하게 나타나므로 치질과 거의 같은 의미로 표현하기도 합니다.

　치질에는 먹는 약과 환부에 직접 바르는 약 및 좌약을 사용하는데, 먹는 약은 혈관의 탄력을 높여주고 튼튼하게 만드는 원리입니다. 치질은 정맥이 부어서 일어나는 경우가 대부분이라 치질과 정맥류 약은 거의 비슷하게 쓰이며 치질일 때는 복용량을 늘려서 단기간 복용, 정맥류일 때는 복용량을 줄여서 장기간 복용할 때가 많습니다.

밖으로 돌출한 치질에는 환부에 직접 바르는 연고, 안쪽에서 돌출된 치질에는 깊숙이 삽입하는 형태인 좌제 형태의 약을 사용하며, 그 성분은 통증을 완화하기 위한 국소마취제[예: 리도카인(lidocaine)], 살균소독 성분[예: 클로르헥시딘(chlorhexidine)], 출혈을 방지하기 위한 혈관수축제[예: 페닐레프린(phenylephrine)], 피부에 도움이 되는 비타민A 및 E, 가려움을 완화하는 스테로이드 등 여러 가지 성분을 복합하는 경우가 많아 본인에게 가장 불편한 증상에 맞춰 선택에 참고하면 됩니다.

==치질이 있을 때 고통스러운 부분 중 하나가 배변 시 느끼는 불편감이며, 변비로 인해 치질이 유발되는 경우가 많으므로 변비가 생기지 않도록 각별히 신경 쓰는 것이 좋습니다.== 평소에 식이섬유가 풍부한 음식을 섭취하는 것이 좋고 유산균 등의 정장제를 병용하는 것이 필요하며, 치질은 치료를 했다가도 잘 재발하는 편이므로 본인의 상황에 맞게 평상시 항산화제, 코엔자임큐텐(CoQ_{10}), 혈액순환제 등의 영양제를 꾸준하게 복용하는 것이 권고됩니다.

치질일 때 좌욕은 이렇게 하세요!

섭씨 40도 정도의 따뜻한 물에서 15분 정도 좌욕을 하면 항문 주변의 혈액순환을 도와 치질을 치료하는 역할을 합니다. 치질 예방 차원에서는 하루 1회로 충분한데, 치질이 심할 때는 3~4회 정도 하는 것이 좋습니다.

우리 집에 필요한 **치질약**

> **select.** 돌출된 부위는 연고, 항문 안쪽은 좌제
>
> 치질의 부위에 따라 항문 입구에서 바깥쪽으로 발생한 일명 외치핵(수치질)에는 연고류, 안쪽으로 발생한 일명 내치핵(암치질)에는 좌제류를 사용하는 것이 일반적입니다. 식이섬유와 물을 충분히 섭취하는 식습관을 기르도록 하며, 항문을 항상 청결하게 유지하고 좌욕을 병행하면 큰 도움이 됩니다.

연고

레반에이치주입연고 (위너스)
[주성분 : 리도카인]

마취 성분 함유로 빠른 진통효과를 나타냅니다.

푸레파레손에치쿨링겔 (일동제약)
[주성분 : 위치헤이즐]

진정작용으로 항문-직장 부위를 보호합니다.

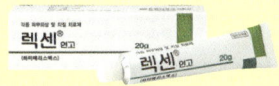

렉센연고 (한림제약)
[주성분 : 하마멜리스]

생약 성분으로 염증을 완화하며 혈관 내에 고인 피를 제거하는 작용을 합니다.

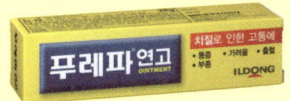

푸레파연고 (일동제약)
[주성분 : 알란토인]

살균, 혈관 수축 등 여러 성분이 복합되어 통증, 가려움, 부종(부기), 출혈 등을 일시적으로 완화해줍니다.

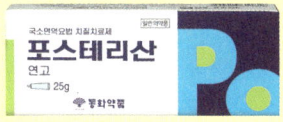

포스테리산연고 (동화약품)
[주성분 : 표준화된 박테리아배양액]

세포의 면역반응을 자극하여 재감염을 막아줍니다.

좌제

헤모렉스좌제 (대화제약)
[주성분 : 프라목신]
동일성분제품 : 자운고에프좌약(유니메드제약)

신경자극을 억제하여 통증 및 가려움을 완화하는 데 효과적입니다.

설간구구좌제 (환인제약)
[주성분 : 벤조카인]

마취작용 및 시원한 느낌을 부여하는 성분을 배합하여 불쾌한 느낌을 완화합니다.

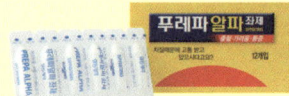

푸레파알파좌제 (일동제약)
[주성분 : 리도카인]
유사성분제품 : 프레스토에이치연고(태극제약)

살균, 혈관 수축 등 여러 성분이 복합되어 통증, 가려움, 부종(부기), 출혈 등을 일시적으로 완화해줍니다.

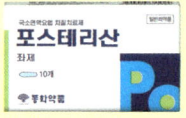

포스테리산좌제 (동화약품)
[주성분 : 표준화된 박테리아배양액]

세포의 면역반응을 자극하여 재감염을 막아줍니다.

3 PART

통증

두통·편두통 | 치통 | 인후통 | 관절통(어깨·무릎 통증) | 근육통 & 목·허리 통증 | 복통·생리통 | 고열 | 통증(파스)

두통·편두통
카페인이 포함된 진통제는 단기간만 사용

가장 흔한 증상이면서도 치료하기가 어렵고 고통스러운 것이 바로 두통입니다. 두통은 다양한 원인으로 인해 발생하는데, 두통 자체는 질병이 아니고 증상이기 때문에 반복해서 두통이 생긴다면 그 원인을 찾아서 치료해야 합니다. ==한쪽 머리가 특히 심하게 아픈 편두통은 두통과 더불어 위장장애가 수반될 수 있고, 전조증상이라고 하여 두통이 생기기 수 시간 내지 수일 전에 본인이 자각적으로 느끼는 여러 현상(짜증, 몸이 무거움, 소변 증가 등)이 동반되기도 합니다.== 편두통의 양상은 찌르는 듯한 느낌, 날카로운 느낌, 머리가 쪼개지는 듯한 느낌 등 여러 형태로 나타날 수 있는데, 심장박동과 유사하게 머리 안에서 규칙적인 박동이 느껴지는 증상도 하나의 특징입니다.

두통약에 카페인 성분이 포함된 경우가 많은데, 이는 뇌에 있는 대뇌피질을 흥분시켜 졸음이나 피로감을 완화시키는 각성효과를 나타내기 때문입니다. 하지만 혈관을 수축시키는 작용이 있어서 계속 복용하다가 복용을 중지하면 그 반작용으로 인해 눌렸던 혈관이 확장되어 다시 두통을 일으키는 ==의존성을 나타내므로 카페인이 포함된 두통약은 장기간 복용하지 않도록 주의해야 합니다.==

우리 집에 필요한 **두통약**

> **select.** 카페인 성분 포함 여부에 따라 선택
>
> 아세트아미노펜 성분이 가장 1차적으로 사용되며 카페인이 복합된 제품은 효과는 빠르나 몸에 부담을 줄 우려가 있습니다. 카페인 성분이 많이 함유된 커피, 녹차, 홍차와는 최소 2시간 간격을 두고 복용합니다. 두통약을 과다 복용하면 통증을 억제하는 신경전달물질인 세로토닌(serotonin)이 감소되어 신경반응이 예민해지고 통증이 더 유발될 가능성이 있습니다. 따라서 두통약은 일주일에 2~3일 이상 복용하지 않는 것이 바람직합니다.

카페인 포함

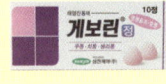

게보린정 (삼진제약)
[주성분 : 아세트아미노펜]
유사성분제품 : 펜잘큐정 (종근당), 사리돈에이정 (바이엘코리아)

진통제 두 가지와 카페인을 배합하여 빠른 효과를 나타내는 반면 의존성의 우려가 있습니다.

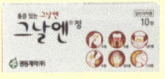

그날엔정 (경동제약)
[주성분 : 이부프로펜]

알약의 크기를 줄여서 복용 편의성이 높습니다.

뇌신에이산 (천혜당제약)
[주성분 : 아세트아미노펜]

가루약 형태의 두통약으로 알약을 삼키기 곤란할 때 이용합니다.

카페인 미포함

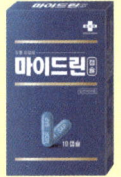

마이드린캡셀 (녹십자)
[주성분 : 이소메텝텐]
동일성분제품 : 미가펜캡슐(우리들제약)

혈관수축작용으로 편두통 및 긴장성 두통에 효과를 나타냅니다.

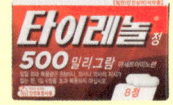

타이레놀정500mg (한국얀센)
[주성분 : 아세트아미노펜]

진통제 단일 성분으로 위장 부담 및 부작용 측면을 최소화합니다.

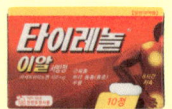

타이레놀이알서방정 650mg (한국얀센)
[주성분 : 아세트아미노펜]

약이 서서히 방출되도록 하여 약효가 오래 지속됩니다.

자로펜정 (알리코제약)
[주성분 : 아세트아미노펜]

졸음이 오는 항히스타민제 성분이 포함되어 있어 불면증을 수반하는 두통에 복용합니다.

치통

칫솔질을 잘 하는 것이 최고의 치통약

여러 가지 통증 중 가장 극심한 양상을 나타내는 것이 치통인데, 일반적으로 광고하는 진통제로는 증상을 가라앉히기 힘든 경우가 많고 '이부프로펜(ibuprofen)', '덱시부프로펜(dexibuprofen)', '나프록센(naproxen)' 등 염증을 가라앉히는 작용이 있는 소염진통제가 더욱 빠른 진통효과를 나타냅니다. 치통의 원인이 되는 사랑니, 충치, 치은염 등 많은 치과질환들은 세균으로 인한 염증이 동반될 수 있기 때문입니다.

대부분의 치통은 진통제로 해결되지 않으니 치과에서 적절한 치료를 받아야 하며 치은염, 풍치 등 잇몸질환이 그 원인이라면 그에 맞는 잇몸약(34쪽 참조)을 병용하는 것이 좋습니다. 그리고 보조적인 요법으로 잇몸에 대한 치약을 평소에 꾸준히 사용하는 것도 좋은 방법입니다. 의약외품으로 분류된 일반적인 치약보다는 일반의약품으로 출시되는 치약 형태가 더 추천되는데, 잇몸에 직접 마사지해서 바르거나 양치할 때 치약처럼 사용하는 제품 모두 성분은 동일하며 카모마일, 라타니아, 몰약 등 천연 생약 성분이 양치할 때 스며들어 항염 및 살균 작용을 발휘해 잇몸질환 원인균에 직접 작용합니다.

우리 집에 필요한 치통약 & 잇몸치약

select 1. 치통에는 해열진통제보다는 소염진통제 성분으로 선택

치통에는 대부분의 진통제가 사용 가능한데, 일반적인 해열진통제(아세트아미노펜 성분 위주)보다는 소염진통제 성분이 더 효과적입니다.

강 ▲ 효력 ▼ 약

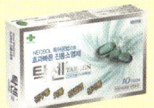

탁센연질캡슐 (녹십자)
[주성분 : 나프록센]
동일성분제품 : 나프롱정(신일제약), 낙센정250mg(종근당)

나프록센 성분은 발치하고 난 후 등 구강질환에 효과적인 소염진통제로 치과에서도 널리 처방되고 있습니다. 관절염, 편두통에도 잘 응용됩니다.

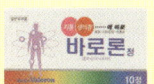

바로론정 (국제약품)
[주성분 : 클로닉신]
동일성분제품 : 크로닉정(영일제약), 디크로닉정125mg(대화제약)

소염진통제 중 위장장애가 적은 편에 속합니다.

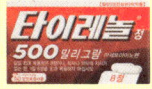

타이레놀정500mg (한국얀센)
[주성분 : 아세트아미노펜]

기존 소염진통제만으로는 치통이 가라앉지 않을 때 일시적으로 병용해서 사용하는 경우가 있습니다.

select 2. 잇몸치약은 약국에서 판매하는 일반의약품 치약이 효과적

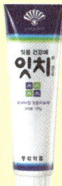

잇치페이스트 (동화약품)
[주성분 : 몰약, 라타니아, 카모마일]
동일성분제품 : 파로돈탁스(GSK)

항염·살균 작용을 나타내는 천연 생약 성분으로 장기적으로 사용할 때 잇몸질환에 도움을 줍니다. <잇치>는 양치할 때 치약처럼 사용하며, 동일 성분 제품인 <파로돈탁스>는 잇몸에 직접 발라서 사용합니다.

인후통
목캔디는 분류를 잘 살펴보고 선택해야

　인후통, 즉 목이 아픈 것은 감기에 걸리거나 먼지 또는 매연이 많아서, 말을 많이 하거나 노래를 격하게 해서 등 다양한 원인이 있습니다. 인후통에 쓰일 수 있는 제품도 진통제, 한방약, 가글, 스프레이 및 사탕처럼 녹여 먹는 형태인 트로키(troche) 제형 등 아주 여러 가지가 있습니다.

　사실 목이 아프다고 하는 것은 좀 애매한 표현으로, 이에 앞서 인두, 후두, 편도 등 목과 연관된 기관들에 대한 이해가 필요합니다. 인두는 음식물이 넘어가는 곳, 즉 목구멍 쪽을 생각하면 되며, 후두는 공기가 들어가는 통로, 편도는 목젖 양옆에 나온 부위로 인두 안에 속하는 부위이기도 합니다. 그래서 각 부위에 염증이 생길 때에 인두염, 후두염, 편도염으로 부르는데 침을 삼킬 때 목이 따끔거리고 아프면 인두염, 호흡곤란이 나타나면 후두염으로 생각할 수 있지만 인두염과 후두염은 동반되는 경우가 많으므로 인후두염으로 통칭합니다.

목이 일단 한 번 상하면 빨리 낫지는 않고 세균감염이 동반되는 경우도 많아 일반적인 진통제나 종합감기약보다는 처방약을 복용하는 것이 효과적일 때가 많습니다. 살균작용을 나타내는 가글, 스프레이 등을 병용한다면 더욱 도움이 되며, 사탕 형태는 그 제품 분류가 의약품인지 아닌지에 따라서 효과 차이가 크므로 가급적 의약품에 속하는 트로키 제형을 선택하는 것이 좋습니다.

우리 집에 필요한 **인후통약**

> **select.** 제제에 따라 선택
>
> 녹여서 복용하는 트로키 제형은 침의 분비를 증가시켜 입 안 및 인후부를 부드럽게 하는 데 도움을 주며 오래 머금을수록 작용시간이 길어집니다. 스프레이형은 사용이 간편하고 환부에 직접 뿌려서 빠른 효과를 나타내는 대신 지속시간이 짧은 편입니다.

사탕형(트로키)

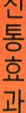

강 / 진통효과 / 약

제품마다 성분의 차이가 있으므로 목이 간질간질하거나 입 안에 염증이 있을 때는 살균소독제 위주의 트로키제, 목의 통증이 심할 때는 진통제 성분의 트로키제로 자신의 증상에 따라 선택합니다.

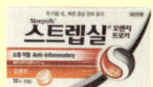

스트렙실트로키 (옥시레킷벤키저)
[주성분 : 플루르비프로펜]

강력한 진통제 성분으로 통증을 빨리 가라앉히며 한군데에서만 녹이면 자극성이 심해 혀가 얼얼해지므로 입 안에서 굴리면서 복용합니다.

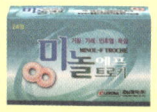

레모신에프트로키 (일동제약)
[주성분 : 세트리모늄]

살균 및 마취 작용으로 인후통 및 입 안의 염증을 효과적으로 제어합니다.

미놀에프트로키 (경남제약)
[주성분 : 세틸피리디늄]

살균효과로 목 통증을 가라앉히며 기침·가래약이 함께 포함되어 있어 감기 증상에 유효합니다.

스프레이형

트로키 형태와 마찬가지로 진통제 및 살균소독제로 나눌 수 있으며, 스프레이 및 트로키 제제들은 그 자체만으로는 완전한 효과를 발휘하기 어려우므로 복용약에 대한 보조적인 요법으로 생각하는 것이 좋습니다.

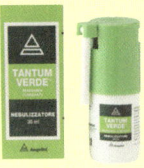

탄툼베르데네뷸라이저 (삼아제약)
[주성분 : 벤지다민]
동일성분제품 : 디프람스프레이(엔엠제약)

진통제 성분으로 구강 및 인두의 통증 완화에 빠른 효과를 나타냅니다.

모가네스프레이 (명문제약)
[주성분 : 아줄렌]

약용식물 카모마일에서 추출한 항염증 성분으로 상처조직 회복 및 마일드한 진통효과를 나타냅니다.

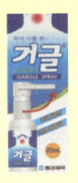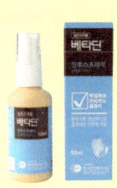

거글스프레이 (동아에스티)
[주성분 : 포비돈]
동일성분제품 : 베타딘인후스프레이(먼디파마)

소독약 성분인 포비돈 함유로 세균 및 바이러스 등에 대한 살균작용을 나타냅니다.

관절통(어깨·무릎 통증)
관절에는 연골 건강이 중요

관절은 2개의 뼈가 연결되어 있는 부분으로 연골에 의해 둘러싸여 있습니다. 연골이 손상되지 않고 건강한 상태를 유지해야 관절이 부드럽게 움직이고 외부의 물리적 충격을 완화시켜줄 수 있습니다. 뼈는 혈액 속에 용해되어 있는 칼슘 성분과 인이 결합해서 만들어진 단단한 조직으로 몸을 보호하고 지탱하는 역할을 담당합니다.

이렇게 뼈와 관절은 서로 밀접한 관계와 구조를 지니고 있는데, 40대 이후가 되면 뼈의 골밀도는 낮아지고 오랫동안 사용해온 관절이 마모되어 각종 이상 증상이 발생할 가능성이 높아집니다. 특히 체중 부하가 많이 걸리는 무릎은 관절염이 가장 생기기 쉬운 부분입니다. 남성보다 여성에 더 많이 나타나고 증상이 심한 것이 특징이며, 만성적인 통증이 나타나기 때문에 파스나 진통제를 선호하는 경우가 많습니다.

그러나 근본적인 치료는 되지 않으니 관절 건강에 도움이 되는 영양제를 생각해볼 필요가 있습니다. 여기에 가장 잘 알려져 있는 성분으로는 '글루코사민(glucosamine)', '콘드로이틴(chondrotin)', '칼슘'이 대표적입니다. 나이가 들면 연골의 구성 성분 중 하나인 글루코사민이 잘 합성되지 않기 때문에 제품을 통해 보충해주면 관절의 기능을 유지하는 데 도움을 줄 수 있습니다. 글루코사민의 치료효과를 높이기 위해서는 연골을 분해하는 효소를 억제하는 성분인 콘드로이틴을 병용할 때 더욱 효과적입니다.

우리 집에 필요한 관절통약

select. 효력과 장기 복용에 따른 선택

관절통은 만성적으로 나타나므로 진통제를 장기 복용할 경우가 많습니다. 부작용으로 위장장애가 일어날 가능성이 높아질 수 있음을 유의해서 선택합니다. 아스피린(aspirin), 아세트아미노펜(acetaminophen), 클로닉신(clonixin), 이부프로펜(ibuprofen), 덱시부프로펜(dexibuprofen), 나프록센(naproxen) 등 약국에서 판매하는 대부분의 진통제 성분이 관절통에 사용 가능한데, 통증 억제에만 신경을 쓰다 보면 그 기간 동안 오히려 관절이 점차 손상되고 증세가 악화될 수 있으므로 잦은 통증이 발생하는 경우에는 진료를 받는 것이 좋습니다.

강 · 부작용(위장장애) · 약

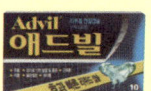

애드빌리퀴겔연질캡슐 (화이자)
[주성분 : 이부프로펜]
동일성분제품 : 스피드펜연질캡슐(한미약품), 이지엔6애니연질캡슐(대웅제약)

소염작용이 있는 대표적인 진통제 성분인 이부프로펜이 관절 통증에 널리 이용되며, 위장장애를 줄이기 위해 연질캡슐 형태로 만들어지는 추세입니다.

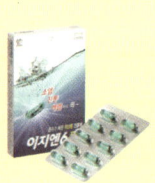

이지엔6프로연질캡슐 (대웅제약)
[주성분 : 덱시부프로펜]
동일성분제품 : 제로정(삼일제약), 디캐롤정(일동제약)

기존 이부프로펜 성분을 업그레이드해서 더 적은 용량으로 급성 및 만성 관절염, 류마티스질환, 관절증 등에 효과를 나타냅니다.

캐롤에프정 (일동제약)
[주성분 : 이부프로펜]

위점막을 보호하면서 진통제의 흡수를 높여주는 아미노산인 '아르기닌'이 복합되어 위장장애 가능성이 적습니다.

근육통 & 목·허리 통증
뭉친 느낌에는 근육이완제가 효과적

근육통의 원인 중 가장 흔한 것은 육체적인 과로와 스트레스입니다. 갑자기 심한 운동을 했을 때도 역시 근육통으로 인해 고생하게 되죠. 팔, 다리, 목, 어깨 등 많이 움직이는 부위에 잘 생기며 근육이 뻣뻣해져서 활동에 제약이 있는 경우가 많은데, 근육통 역시 통증의 하나라 일반적인 진통제를 복용해도 효과를 볼 수 있습니다. 하지만 근육이 심하게 뭉쳤을 때는 근육을 풀어주는 '근육이완제'를 선택하는 것이 더 빠른 효과를 볼 때가 많습니다.

근육이완제는 말 그대로 이완작용 원리를 이용하는데, 그 여파로 인해 몸에 힘이 빠지고 나른한 느낌이 들 수 있으므로 작업이나 운전 시에는 주의하는 것이 좋습니다. 근육이완제 단독으로 제품이 출시되는 경우도 있으며 근육이완제와 진통제를 복합하여 출시하는 경우도 있습니다. 이때의 진통제는 감기약이나 두통약에 포함된 '아세트아미노펜'이라는 성분이 대부분이므로 다른 약과 중복되지 않도록 확인이 필요합니다. 근육통에 파스를 사용하는 경우도 많은데 파스에는 근육이완제 성분이 들어가지는 않고 진통제 위주로 구성되어 있습니다.

==만성적인 근육통에는 근육을 안정화시키는 영양소인 '마그네슘'==이 가장 잘 알려져 있으며 식생활에서 다소 보충하기 어렵기 때문에 별도로 보충이 필요할 때가 많습니다. 혈액순환이 잘 되지 않는 경우에는 마그네슘과 비타민E를 복합한 제제, 뼈의 건강을 같이 도와주고 싶을 때는 마그네슘과 칼슘을 복합한 제제가 우선되며, 스트레스나 피로 및 통증이 심할 때는 비타민B 제제를 병용하는 것이 좋습니다.

목 부분의 통증을 호소하는 경우도 점차 늘고 있는데요, 컴퓨터나 휴대폰에 장시간 몰입하면 자신도 모르게 목이 앞으로 향하게 되고 점점 직선에 가까워지게 됩니다. 이 현상들이 장기간 반복되고 지속되면 목의 뒤쪽 근육과 어깨근육들이 서서히 뻣뻣하게 굳어지고 목에 있는 뼈인 경추가 원래 모양인 곡선으로 되돌리기 힘든 상태가 됩니다. 결과적으로 목이 굳고 움직이기 힘들며, 어깨나 팔까지 통증이 내려오기도 합니다. 스트레스 또한 목 주위 근육을 뭉치게 만드는 큰 원인입니다.

허리 부분은 일명 '디스크'가 발생하기 쉬운 부위인데, 뼈와 뼈 사이에 위치해 두 뼈가 직접 닿아서 마찰하는 것을 방지하는 연골조직인 디스크가 제자리에서 삐져나와 뼈에 붙어 있는 신경을 압박하면 심한 통증이 발생하게 됩니다. 목과 허리 통증 역시 진통제와 더불어 뭉친 근육을 풀어주는 근육이완제를 병용할 때 효과를 보는 경우가 많습니다.

우리 집에 필요한 근육통 & 목·허리 통증 약

> **select 1.** 급격한 무리에는 근육이완제가 포함된 제품 선택
>
> 근육이 수축되면 통증도 가중되므로 근육이완제와 진통제를 병용하면 효과적입니다.

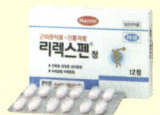

리렉스펜정 (한미약품)
[주성분 : 클로르족사존]
동일성분제품 : 크라신정(신풍제약), 클록펜정(씨엠지)

진통제 아세트아미노펜과 근육이완제 클로르족사존을 배합하여 근육통이나 이사, 김장 등으로 일을 무리하게 했을 때의 몸살에 효과적이며, 근육을 풀어주기 때문에 몸이 나른하고 힘이 빠질 수 있습니다.

> **select 2.** 진통효과에 따라 제제 선택
>
> 겔이 로션이나 뿌리는 파스 제제보다 진통효과가 강력합니다.

겔

진통제 성분의 차이로 개인마다 그 효과가 상이할 수 있습니다.

로시덴겔 (신풍제약)
[주성분 : 피록시캄]
동일성분제품 : 씨트리피록시캄겔(씨트리)

루마겔 (한미약품)

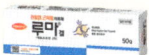

[주성분 : 케토프로펜]
동일성분제품 : 오디스겔(동광제약), 케토파인겔(태극제약)

타벡스겔 (부광약품)

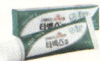

[주성분 : 살리실산디에틸아민]

진통제 및 혈관강화작용 성분의 배합으로 부기를 가라앉히는 데 효과적입니다.

로션

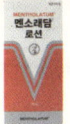

멘소래담로오숀 (멘소래담)
[주성분 : 살리실산메틸]
동일성분제품 : 안티푸라민에스로션(유한양행), 맨담네오로션(보령제약)

진통제 및 시원한 느낌을 부여하는 성분이 복합되었으며 넓은 부위의 통증을 완화하는 데 도움을 줍니다.

뿌리는 파스

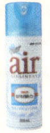

신신에어파스 (신신제약)
[주성분 : 살리실산메틸]

진통 및 진정 작용 등 여러 가지 성분이 복합되어 있으나 실질적인 함유량은 적게 들어 있고 의약외품으로 분류되는 경우가 많습니다. 고형 제제인 <안티푸라민>(유한양행) 역시 비슷한 성분으로 이루어져 있으며 사용 편의를 위해 의약외품으로 분류되어 약국 이외에서 구입이 가능합니다.

복통·생리통
복통과 일반 통증은 차이가 있어

<mark>복통과 생리통은 일반적인 통증과 달리 내부 장기의 경련으로 발생하는 경우가 많습니다.</mark> 따라서 경련 증상을 완화하는 '진경제' 성분을 주로 이용하게 됩니다. 설사나 배탈 등 특정 원인에 의해 발생하는 복통은 빨리 회복될 수 있으나 계속해서 통증이 발생하거나 심해지면 병원에서 원인을 밝히는 것이 좋습니다. 일시적인 복통일 때는 대개 위경련일 경우가 많으며 이때는 일반적인 진통제 대신 진경제 위주로 복용해야 합니다.

생리통 역시 일반적인 진통제가 우선되는데, 경련을 완화하는 진경제를 함께 복용할 때 효과적인 경우도 많습니다. 특별한 질병 없이 생리통이 심하다면 일반적인 진통제를 며칠 정도 복용하는 것은 크게 해롭지 않으나 그 이상 생리통이 심하다는 것은 한방에서 보면 '어혈', 즉 피의 흐름이 원활하지 않다는 것과 일맥상통합니다. 그렇기 때문에 잦은 생리통에 시달린다면 배와 자궁 부위를 따뜻하게 해서 평소에 혈액이 잘 순

환되도록 도와주는 것이 좋습니다. 쥐나 경련이 날 때 마그네슘 성분이 널리 사용되는 것처럼 생리통 역시 경련을 완화하기 위해 마그네슘 제제를 응용할 수 있습니다. 생리통약 중 진통효과를 높이고 각성효과를 주기 위해 카페인이 복합된 제품이 많은데 가슴이 붓거나 불안감이 심해지는 경우도 많으므로 가급적 피하는 것이 좋습니다.

우리 집에 필요한 복통·생리통 약

> **select** 진경제와 진통제 성분 구별
>
> 복통에는 일반적인 진통제보다는 내장의 근육에 직접 작용하는 '진경제'가 더 빠른 효과를 나타냅니다. 근육이 수축되면서 경련을 일으켜 복통이 나타나는 경우가 많은데 진경제는 근육을 이완시켜 경련 및 복부의 불쾌감을 완화합니다. 생리통 역시 자궁근육의 수축으로 발생하므로 진경제의 복용이 효과적입니다. 위경련이 자주 발생한다면 다른 원인일 수 있으므로 진경제에만 의존하지 말고 진료를 받아야 합니다.

진경제+진통제
부스코판플러스정 (베링거인겔하임)
[주성분 : 스코폴라민]
동일성분제품 : 샤이닝정(동화약품), 부코펜정(씨엠지제약)

진경제 '스코폴라민'과 진통제 '아세트아미노펜'이 복합되어 월경곤란증 등 여성의 통증에 효과적입니다.

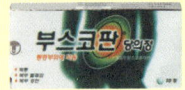

진경제 단일
부스코판당의정 (베링거인겔하임)
[주성분 : 스코폴라민]

진경제 단일
이지정 (신일제약)
[주성분 : 디싸이클로민]

진경제 단일 성분으로 위, 장에서 운동기능을 항진시켜 각종 경련 및 복통 증상을 해소합니다.

진경제 미포함
펜잘레이디정 (종근당)
[주성분 : 이부프로펜]
유사성분제품 : 이브퀵정(베링거)

진통제 성분과 더불어 마그네슘 성분이 포함되어 위장장애 및 경련 방지에 도움을 줍니다.

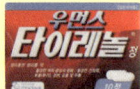

진경제 미포함
우먼스타이레놀정 (한국얀센)
[주성분 : 파마브롬]

진통제 및 이뇨제 성분이 복합되어 생리와 관련되어 나타나는 몸이 붓는 증상, 긴장, 경련, 두통 등을 완화시키는 데 효과적입니다.

고열
대부분의 진통제는 해열작용을 겸비

열은 감기로 인해 흔하게 발생되며 감염이나 다른 질병으로 인해 체온이 오르는 경우도 있습니다. 우리 몸은 병원균 등이 침입할 때 그에 맞설 수 있도록 체온을 높여서 백혈구 및 인터페론 등의 자체방어기전을 활성화시켜 적절하게 병을 물리칠 수 있도록 도움을 주는데, 지나친 고열이 발생하면 몸이 힘들고 경련 등 다른 합병증을 야기할 수 있으므로 치료가 필요합니다.

이럴 때 해열제를 사용하게 되는데 대부분의 해열제는 열을 내리는 역할뿐 아니라 몸이 오슬오슬 추운 오한 증상 및 근육통, 몸살 등의 통증도 함께 완화할 수 있습니다. 열과 통증, 염증은 '프로스타글란딘(prostaglandin, PG)'이라는 하나의 원인물질로부터 발생하기 때문이며, 따라서 시중에 판매되는 모든 진통제는 해열작용도 함께 가지게 됩니다. 즉 약간의 효과 차이는 있겠지만 '해열진통제', '소염진통제', '해열소염진통제' 이렇게 각기 다르게 표시되어 있어도 실상은 거의 같은 종류라고 보면 됩니다.

가장 많이 사용되고 있는 해열제 성분은 '아세트아미노펜', '이부프로펜', '덱시부프로펜', '아스피린'이며, 이 중 아스피린은 소화성 궤양, 고요산혈증, 통풍, 임신 중, 수유 중, 15세 이하 소아 등 많은 경우에 피해야 하므로 현재 해열 목적으로는 거의 사용하지 않고 있습니다.

==아세트아미노펜이 단독 내지는 종합감기약 등에 포함되어 가장 많이 사용되는 해열 성분이며 임신 및 수유 중, 영유아에게는 가장 안전하게 사용할 수 있습니다.== 1일 4g 이상 복용 시에는 간독성의 우려가 있으므로 술을 마시는 경우나 다른 간독성이 있는 약을 복용할 때에는 피해야 합니다. 작용 지속시간이 4시간 정도로 짧은 편이므로 좀 더 오랫동안 효과가 지속되기 위해 이중으로 층을 나누어놓은 서방정 제제도 출시되고 있습니다.

이부프로펜은 열과 통증을 좀 더 효과적으로 제어할 수 있으며 소염작용도 나타내어 감기뿐 아니라 치통 및 관절통, 신경통 등 각종 염증 및 통증에 폭넓게 응용됩니다. 속쓰림, 구토 등 위장관 부작용의 우려가 있고 고혈압약이나 이뇨제를 복용하는 경우에는 주의해야 합니다. ==아세트아미노펜보다는 이부프로펜이 속쓰림 등의 위장장애를 일으킬 가능성이 훨씬 높습니다.== 따라서 최근에는 위장의 점막에서 혈류의 양을 증가시키고 나쁜 산소로 인해 위점막이 손상되는 것을 막아주는 역할을 하는 아미노산인 '아르기닌(arginine)'을 이부프로펜과 복합하거나 위장 점막의 부담을 줄이는 연질캡슐 형태로 출시하는 경우가 많습니다.

우리 집에 필요한 **해열제**

> **select** 해열제는 진통작용을 겸비
>
> 종합감기약(알약, 물약) 및 대부분의 진통제에는 '아세트아미노펜'이라는 성분이 포함되어 있는 경우가 많습니다. 따라서 여러 약을 동시에 복용하는 경우 성분이 겹치지 않는지 확인이 필요합니다. 약국에서 시판되는 가장 대표적인 성분인 아세트아미노펜, 이부프로펜, 덱시부프로펜 등은 모두 해열 및 진통 작용을 동시에 나타냅니다. 해열제는 일반적으로 복용 후 2~3시간이 지나야 약효가 최대로 나타나므로 복용 간격을 4시간 이상 두고 복용합니다.

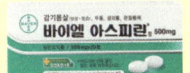

바이엘아스피린정500mg (바이엘코리아)
[주성분 : 아스피린]

사용에 제한이 많고 위장장애가 있어 해열제 목적으로는 거의 사용되지 않고 진통제 목적으로 이용되는 편입니다.

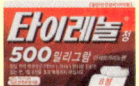

타이레놀정500mg (한국얀센)
[주성분 : 아세트아미노펜]
유사성분제품 : 아나리비정(오스틴제약), 타세놀이알서방정(부광약품)

열과 통증을 모두 제어할 수 있으므로 일반적인 감기약에 포함되는 경우가 많습니다. 임신 및 수유 중에 사용이 가능하며 지나친 복용은 간 손상을 야기할 수 있습니다.

부루펜정200mg (삼일제약)
[주성분 : 이부프로펜]
유사성분제품 : 이브론정400mg(영일제약), 디뮤탭서방정600mg(동성제약)

해열작용과 함께 염증을 가라앉히는 작용으로 인후통, 몸살 등이 동반될 때 효과적입니다. 대중적으로 사용되는 성분으로 제품 간 용량 차이가 있으며 위장장애가 빈번하게 일어납니다.

통증(파스)
시원한 파스는 급성, 따뜻한 파스는 만성에

파스의 기본 성분은 염증과 통증을 완화하는 '케토프로펜(ketoprofen)', '플루비프로펜(flubiprofen)', '피록시캄(piroxicam)', '살리실산메틸(methyl salicylate)' 등 소염진통제이며 여기에 보조적인 성분이 복합적으로 포함된 경우가 있습니다.

많은 사람들이 파스를 찾는 이유는 특유의 시원하거나 뜨거운 느낌 때문인데 그 원리와 효능에 차이가 있습니다. 시원한 파스는 피부의 열을 내려주고 혈관을 수축시켜 염증이 퍼지는 것을 지연시키므로 급성 통증, 즉 초기에 쓰는 것이 좋습니다. 운동을 하다 타박상을 입거나 삐어서 부었을 때 얼음찜질을 하는 원리로 보면 이해가 쉬울 것입니다.

반면 뜨거운 파스는 혈관을 확장시켜 혈액 및 체액의 순환을 촉진하므로 만성 통증이나 근육 뭉침, 즉 담이 들었을 때 마사지를 통해 풀어주는 역할을 한다고 보면 됩니다.

밀착포의 유무에 따라 파스를 분류할 수도 있습니다. 밀착포 없이 바로 붙이는 형태의 파스를 '플라스타'라고 하며 대개 얇고 크기가 작은 편입니다. 파스 위에 밀착포를 하나 덧붙이는 형태는 '파프' 혹은 '카타플라스마'라고 하며 대개 두껍고 크기가 큰 편입니다. 카타플라스마 형태의 파스들은 최근 편의성을 높이기 위해 부착 시에 붙어 있는 비닐만 떼서 한 번에 붙일 수 있도록 일체형으로 만드는 추세입니다. 무릎이나 팔꿈치처럼 굴곡진 곳에는 플라스타, 허리나 장딴지처럼 범위가 넓은 곳에는 밀착포형을 사용하는 것이 일반적인데 털이 많은 곳에는 제거 시 고통이 따를 수도 있으므로 파스 이외의 형태인 로션이나 스프레이형을 선택하는 것도 하나의 방법입니다.

파스를 떼지 않고 며칠 동안 붙여놓는 경우가 있는데, 너무 오래 놔두면 발진 등 알레르기 반응을 나타낼 수 있으므로 주의해야 합니다. ==케토프로펜 성분의 파스는 광과민증(빛과 반응해 알레르기 등이 발생하는 증상)을 일으킬 수 있으므로 사용 중은 물론 사용 후에도 최소 2주 동안은 해당 부위가 햇빛에 노출되지 않도록== 해야 하며 15세 미만에는 사용이 제한됩니다.

파스는 흔히 알려진 부착형, 액체형 외에도 로션형, 연고형, 분사형, 고형제 등 다양한 형태가 있는데, 부착형은 효과가 오래 지속되고 분사형은 효과가 빠르다는 등의 장점이 있지만 형태에 따른 효능의 차이가 큰 것은 아닙니다. 따라서 '붙일 것인가, 바를 것인가, 뿌릴 것인가' 하는 결정은 파스를 사용할 신체 부위에 따라 하는 것이 합리적입니다.

일부 부착형 파스 및 외용진통제의 성분들

- **살리실산메틸** : 통증을 완화하는 진통제
- **멘톨, 캄파** : 살균작용 및 시원한 느낌 부여
- **노닐산바닐아미드** : 혈액순환 촉진 및 따뜻한 느낌 부여
- **티몰** : 살균·방부 작용
- **초산토코페롤** : 말초혈액순환 개선
- **황백, 치자** : 소염·진통 작용의 한방 생약 성분

우리 집에 필요한 파스

select 1. 시원한 파스는 급성, 뜨거운 파스는 만성 통증

종류	시원한 파스 : 멘톨 성분 포함	뜨거운 파스 : 노닐산바닐아미드 성분 포함
증상 및 효과	피부의 열을 내리고 혈관을 수축시켜 염증이 퍼지는 것을 늦춥니다. 운동 중 타박상을 입었을 때처럼 통증이 발생한 초기, 즉 급성 통증에 사용합니다.	혈관을 확장시켜 혈액 및 체액의 순환을 촉진하므로 오래된 통증 및 어르신들이 주로 앓는 만성 통증이나 근육 뭉침, 즉 담이 들 때 사용하면 효과적입니다.
제품	제놀쿨 (녹십자) 제일쿨파프 (제일약품)	제놀마일드핫 (녹십자) 제일핫파프 (제일약품) 신신파스아렉스 (신신제약)

select 2. 지속 시간에 따라 선택

부착형 파스는 며칠씩 붙여놓으면 효과를 더 많이 보는 것이 아니라 오히려 피부질환이 발생할 수 있으니 일정 시간이 지나면 떼어내야 합니다. 보통의 파스는 12시간 정도 지나면 교체하고 일부 파스는 24시간·48시간 효과가 지속되니 확인이 필요합니다.

12시간 지속	24시간 지속	48시간 지속
케펜텍플라스타 (제일약품) 케토톱플라스타 (태평양제약)	케펜텍엘플라스타 (제일약품) 케토톱엘플라스타 (태평양제약)	트라스트패취 (SK)

4 PART
피부

상처 소독·드레싱 | 상처·흉터·화상 | 멍(타박상)·하지정맥류 | 벌레 물린 데 | 무좀 | 습진 | 가려움·아토피 | 여드름 | 기미·미백 | 티눈·사마귀 | 다한증(땀)·땀띠 | 탈모 | 비듬·지루성 피부염

상처 소독·드레싱
상처 치료는 소독약-연고-드레싱 순

 상처가 났을 때는 일단 그 부위를 깨끗이 하는 것이 가장 중요합니다. 세균에 감염되는 것을 막기 위함이죠. 흙이나 먼지 등 이물질이 있으면 멸균작용이 있는 생리식염수 내지는 깨끗한 물을 사용해서 제거해줍니다. 그다음에는 소독약을 발라 단기적인 살균 과정을 거치고 필요에 따라 항생제연고를 사용하여 장기적인 살균 과정이 이루어지도록 합니다. 넓거나 깊이 생긴 심한 상처라면 바르는 약만으로는 한계가 있으니 병원에서 진료를 받은 후 항생제를 복용해야 합니다. 그다음에는 밴드나 거즈 등을 이용하여 상처를 보호해야 하는데, 이 과정을 '드레싱'이라고 부릅니다. 정리해보면, 상처가 났을 때는 소독약-연고-드레싱 이 세 가지가 가장 중요한 과정이 됩니다.

 소독약은 일반적으로 과산화수소수, 알코올, 포비돈이 가장 많이 이용됩니다. 과산화수소수는 색깔이 없고 상처에 닿으면 거품을 발생시킵니다. 이는 과산화수소수와 혈액이 만나면 산소가 다량으로 발생되기 때문에 거품 형태로 보이는 것입니다. 세균 중에는 산소를 싫어하는 균과 개의치 않는 균이 있습니다. 이 중에서 산소를 싫어하는 균은 과산화수소수로 사멸되는데, 이 말을 정리해보면 과산화수소수의 작용에는 한계가 있고 피가 나지 않거나 딱지가 이미 앉은 상처 부위에는 소독효과가 없다는 것입니다.

알코올에는 메탄올, 에탄올 등 그 종류가 많은데, 소독용으로는 에탄올이 가장 많이 사용됩니다. 주사를 맞기 전에 피부에 미리 발라주는 소독약이 바로 에탄올이죠. 당뇨약 인슐린이나 침 등을 놓을 때도 사용되며 손 세정제 원료로도 많이 사용됩니다. 즉 에탄올은 상처가 없는 피부 내지는 기구 소독용으로 많이 사용합니다. 하지만 일반적인 상처에는 자극성이 있어 귀를 뚫었을 때나 유아의 배꼽 소독용 이외로는 거의 사용하지 않습니다.

포비돈은 소독약 중 가장 넓게 작용하며 마른 후에도 소독효과가 지속됩니다. 하지만 완전히 마르지 않았을 때 밴드나 드레싱을 붙이면 피부가 짓무를 수 있으며 착색이 될 수 있으므로 얼굴에는 신중히 발라야 합니다. 과산화수소수를 먼저 바르고, 완전히 마른 다음 포비돈요오드를 덧바르는 경우도 많습니다.

상처를 덮어 보호하는 방법을 드레싱이라 하는데 밴드나 거즈류처럼 습기가 없는 방식을 사용한 드레싱을 건조드레싱이라고 하며, 상처 부위가 마르지 않게 보습환경을 제공하는 방식을 습윤드레싱이라고 합니다. 상처가 아물어갈 때 딱지가 생기게 되는데, 딱지는 상처를 완전히 덮어 감염이 더 진행되는 것을 막아주지만 회복시간이 오래 걸리고 흉터의 원인이 될 수도 있습니다. ==습윤드레싱의 장점은 수분이 마르지 않게 하는 것으로, 상처 부위를 촉촉하게 하여 딱지가 생기는 것을 막습니다. 이는 치료 속도를 높이고 흉터를 차단합니다.== 하지만 너무 자주 갈거나 억지로 떼버리면 채 아물지 않은 상처가 오히려 악화되기도 하므로 진물을 흡수하는 과정에서 자연스레 부풀어 오르는 때까지 기다렸다가 교체하는 것이 좋습니다.

우리 집에 필요한 소독·드레싱 약

select 1. 바르는 소독약의 차이점

제품	용도	구분
과산화수소수	초기 및 가벼운 상처	의약외품
알코올	주사 맞기 전 및 기구 소독	
포비돈요오드	광범위한 효과로 가장 일반적으로 사용	일반 의약품
솔트액 (그린제약) [주성분 : 벤제토늄]	복합 성분 함유로 가려움, 통증 등의 증상을 직접적으로 완화	

select 2. 습윤드레싱은 상처 크기에 맞춰서

습윤드레싱에는 '하이드로콜로이드'라는 성분이 가장 널리 쓰이는데 상처에서 나오는 삼출액과 반응해 부드러운 습기를 유지하는 젤 형태로 형성됩니다.

의약외품

더마플라스트 (하트만)
[주성분 : 하이드로콜로이드]
동일성분제품 : 넥스케어 하이드로케어 밴드(3M), 하이드로밴드(신신제약)

밴드형으로 크기에 맞춰 구비하며 상처에 딱지가 생기기 전에 붙여서 스스로 떨어질 때까지 기다려줍니다.

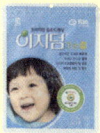

의료기기

이지덤씬 (대웅제약)
[주성분 : 하이드로콜로이드]
동일성분제품 : 듀오덤(컨바텍)

밴드형과 원리는 같고 상처 부위에 맞춰 잘라서 사용합니다.

의료기기

메디폼 (한국먼디파마)
[주성분 : 폴리우레탄]

하이드로콜로이드와 원리는 같으며 형태 및 라인이 다양하여 진물이 나오는 정도에 따라 약한 상처에는 얇게, 심한 상처에는 두껍게 등 제품의 두께를 다르게 할 수 있습니다.

피부_113

상처·흉터·화상
상처 치료와 흉터 치료는 구분해야 해요

상처가 나면 흉터 또한 크게 남지 않을까 노심초사하는 경우가 많습니다. 하지만 일반적인 상처연고가 흉터를 제거하는 것은 아니라는 사실은 꼭 아셔야 합니다. 왜냐하면 상처연고의 성분은 항생제이며, 항생제의 역할은 세균을 죽이는 것이지 흉터를 없애는 것은 아니기 때문입니다. 다만, 항생제의 사용으로 상처가 덧나지 않고 잘 아물게 된다면 결과적으로 흉이 덜 남게 되는 것은 지당한 사실이겠죠. 그래서 상처연고는 항생제가 주성분이 되며 항생제 단일 성분 내지는 여러 종류의 항생제를 배합하는 경우가 있습니다.

항생제의 종류는 워낙 다양한 관계로 각 제품마다 어떤 종류의 항생제를 쓰느냐의 차이점은 있겠지만 각각의 우열을 따질 만큼 효능적인 부분에서의 차이는 그리 크지 않다고 봅니다. 연고로 사용되는 항생제 성분들은 직접적으로 세균을 죽이는 것이 아니라 더 증식하지 못하게 막아주는 역할을 하는 경우가 대부분이므로 한두 번 사용에 그칠 것이 아니라 며칠 동안 꾸준히 바르는 것이 좋습니다.

흉터는 한번 생기면 없애기 어렵다는 사실은 다들 잘 알고 있을 것입니다. 따라서 흉터는 미리미리 막아주는 것이 가장 좋으므로 상처가 커지지 않도록 습윤밴드나 연고를 적절하게 사용할 필요가 있습니다. 미용에 대한 관심이 높은 만큼 흉터만을 개선하는 목적으로 나오는 제품도 많이 출시되고 있는데, 흉터에 관한 제품들은 상처에 직접적으로 바르면 자극성을 나타내는 경우가 많으므로 상처가 거의 아물고 난 다음부터 바르는 것이 좋습니다.

흉터의 개선 속도는 매우 더디기 때문에 그에 대한 연고를 바른다고 해서 금방 효과가 나타나지는 않습니다. 꾸준하게 장기적으로 바르는 것이 최선의 방법이며, 흉터가 오래 남는 원인 중 하나가 햇빛에 포함된 자외선으로 인한 착색이므로 이에 대한 대비도 잘 해야 합니다.

화상은 열로 인해 생긴 상처입니다. 그래서 무엇보다 중요한 건 피부가 타지 않고 열기가 빠지도록 초기에 최대한 환부를 찬물로 차게 식혀야 합니다. 물집이 잡혔을 때 터뜨리게 되면 세균감염이 올 수 있기 때문에 손을 대지 말아야 하며, 자연스레 아물 수 있도록 붕대 등으로 덮어 보호하는 것이 좋습니다.

화상을 입은 경우는 손상된 피부에 세균이 침범할 우려가 있기 때문에 일반적인 상처 치료에 준하여 항생제연고나 피부염연고를 사용합니다. 심한 화상으로 물집이 생기거나 넓은 부위에 손상을 입었을 때는 화상에 전문적으로 사용되는 연고류 내지는 상처 부위를 보호하기 위해 바셀린이 입혀진 거즈를 사용해야 합니다. 보통 '화상거즈'라고도 부르는데, 피부 표면을 보호하는 바셀린 및 진통마취작용 및 살균작용이 주가 되므로 항생제연고를 먼저 바르고 난 뒤 붙이는 것이 좋으며, 옷이나 다른 피부에 묻지 않게 멸균거즈로 한 번 더 덮어놓습니다.

베인 상처에는 연고를 바르지 않아요!

베인 상처에는 살이 차오르는 것에 방해되니 연고를 바르지 않는 것이 좋습니다. 이럴 땐 소독을 한 다음 상처 부위가 벌어지지 않고 자연스레 살이 잘 차오르도록 밴드나 반창고를 이용하여 틈을 최대한 좁혀주는 것이 좋습니다.

우리 집에 필요한 상처·흉터·화상 약

select 1. 상처연고는 흉터 제거가 아닌 살균 역할

가장 잘 알려진 상처연고는 단연 <후시딘>과 <마데카솔>입니다. 둘 다 세균의 증식을 늦추는 항생제 위주의 제품으로 상처가 덧나는 것을 막아줍니다.

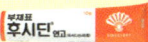

후시딘연고 (동화약품)
[주성분 : 푸시딘산]
동일성분제품 : 후라신연고(명인제약), 파라손연고(SK)

항생제 단일 성분으로 가벼운 상처에 1차적으로 응용이 가능합니다.

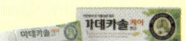

마데카솔케어연고 (동국제약)
[주성분 : 네오마이신황산염, 센텔라정량추출물]

항생제인 네오마이신황산염과 콜라겐 생성을 도와주는 생약 성분인 센텔라정량추출물이 복합되어 있어 새살이 차는 데 도움을 줍니다. <복합마데카솔연고>는 '히드로코르티손'이라는 항염증 성분이 더 첨가되어 있습니다.

select 2. 흉터연고는 꾸준하게 사용

긁히거나 패인 상처라면 피부가 스스로 재생되므로 시간이 지나면 서서히 아물어 표시가 덜한데, 수술, 화상, 사고 등으로 인해 피부 위로 도톰히 솟아난 자국은 쉽게 없어지지 않습니다. 이때 흉터 전문 제품을 사용하여 미용상 도움을 받을 수 있습니다.

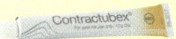

콘투락투벡스겔 (후파르마)
[주성분 : 양파추출물 외]
동일성분제품 : 벤트락스겔(대극제약), 스카힐겔(녹십자)

흉터 조직이 커지는 것을 막아주고 새로운 조직을 형성하여 흉터 자국을 옅게 합니다. 대부분의 흉터 자국에 효과를 발휘하는데 1년 이상의 오래된 흉터에는 다소 더디게 작용합니다.

[의료기기]
더마틱스울트라 (메나리니)
[주성분 : 폴리실록산]

실리콘 겔 타입으로 흉터 쪽의 수분 손실을 막아 정상적인 피부 생성 과정에 도움을 줍니다.

> **select 3.** 심한 화상에는 화상 전문 연고를 사용
>
> 살짝 덴 정도의 가벼운 화상에는 <후시딘>, <마데카솔> 등의 일반적인 상처연고를 쓸 수 있는데 물집이 잡히거나 통증이 동반될 정도로 심한 화상에는 전문적인 제품이 필요합니다.

강

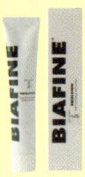

비아핀에멀젼 (고려제약)
[주성분 : 트롤아민]

농을 제거하며 상처 치유 과정에 적합한 수분환경을 만들어줍니다.

효력

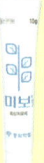

미보연고 (동화약품)
[주성분 : 베타시토스테롤]

생약 성분으로, 화상으로 인한 상처가 빨리 회복되는 데 도움을 줍니다.

약

아즈렌에스연고 (태극제약)
[주성분 : 구아이아줄렌]

궤양 상처를 보호하며 햇볕에 타는 일광화상에 응용 가능합니다.

멍(타박상)·하지정맥류
멍이 잘 들면 혈관 건강을 체크해야

유난히 멍이 잘 드는 사람이 있습니다. 멍의 색깔이 검거나 파란 것은 피부 아래에 위치한 미세한 혈관들이 충격에 의해 파열되어 출혈을 일으켰기 때문인데요, 만약 조금만 부딪혀도 멍이 잘 들거나 자기도 모르게 팔다리 군데군데에 생긴다든지 항상 시커먼 멍 자국이 있다면 혈관이나 혈액에 문제가 있지는 않은지 체크해보는 것이 중요합니다. 검사 결과 큰 이상이 없다면 혈관을 튼튼하게 해주는 비타민C를 복용하는 것이 도움이 됩니다.

단순 타박상에 의한 멍이라면 크게 걱정할 필요 없이 서서히 혈액이 몸에 재흡수되고 멍도 옅어져서 대부분 10~14일 정도면 자연스레 가라앉게 됩니다.

멍이 들었다는 것은 혈관에서 피가 새어나와 그 주위에 번졌다는 것인데, 초기에는 혈관을 좁혀 출혈을 빨리 멈추기 위해 얼음찜질 등으로 차게 식히는 것이 좋습니다. 48시간 정도가 지난 후부터는 혈관을 확장시켜 혈액순환을 촉진하고 체내에서 빨리 피를 재흡수하도록 따뜻하게 해주는 것이 좋습니다. 즉, ==멍이 들었을 때는 하루 이틀까지는 냉찜질, 사흘째부터는 온찜질이 적당합니다.==

따라서 멍이 생긴 경우 자연적으로 사그라지는데, 얼굴 등에 생긴 멍을 미용상의 목적 등으로 더 빨리 개선하고 싶다면 바르는 형태의 소염제를 사용할 수 있습니다. 일명 '멍 크림'으로 불리는데 혈관벽을 튼튼하게 하고 혈액순환을 도와주는 원리로 이해하면 됩니다.

단순 타박상의 경우에는 일반적인 통증 치료에 준해서 파스나 스프레이, 로션 등의 진통제를 사용하면 되며, 부위가 넓지 않은 경우가 대부분이므로 국소적으로 적용하기 쉬운 형태의 바르는 겔 제제가 가장 먼저 추천됩니다. 다만 머리를 부딪친 경우에는 각별히 주의해야 하는데, 구토가 발생하거나 어지럽다면 반드시 병원에서 진료를 받아야 합니다.

오랫동안 서서 일하는 경우엔 다리가 자주 붓거나 혈관이 튀어나와 신경이 쓰이는 경우가 많습니다. 피부 바깥으로 파랗게 혈관이 보여 멍과 비슷하게 보이기도 하는데, 이는 다리의 정맥이 팽창하여 커진 '하지정맥류'로 인한 것입니다. 혈액은 동맥을 통해 산소와 영양분을 공급하고 정맥을 통해 이산화탄소와 노폐물을 받아 심장으로 되돌아옵니다. 이때 정맥은 중력과 반대방향으로 움직여야 하므로 ==다리의 정맥이 약해지면 혈액이 심장 쪽으로 제대로 이동하지 못하고 아래쪽에 고여 정맥 혈관이 약해지고 늘어나게 됩니다.== 그래서 혈관이 비쳐 보일 뿐만 아니라 심한 경우 다리가 계속해서 아프고 발목까지 통증이 야기되기도 합니다.

따라서 평소에 의료용 압박스타킹을 착용하여 혈액이 원활하게 심장으로 들어갈 수 있게 하며 혈관을 강화시킬 수 있는 의약품을 염두에 두는 것이 좋습니다.

눈 주위의 멍은 달걀로 굴리면 빨리 빠진다?

멍을 빨리 빼고 싶어서 달걀로 마사지하는 것은 과연 맞는 방법일까요? 눈 주위는 피부가 얇아 특히나 멍이 들기 쉬운 부위인데, 눈언저리와 달걀의 크기가 잘 맞을뿐더러 달걀을 삶으면 흰자와 노른자 사이에 멍든 색이 나타나므로 달걀이 멍을 흡수한다는 일종의 속설에서 기인한 것으로 여겨집니다. 달걀로 멍든 부위를 직접 마사지한다면 혈액순환을 약간 촉진할 수는 있겠지만 오히려 초기에는 상처 부위를 더 악화시키거나 달걀 표면의 까끌함이 피부를 자극시키거나 날달걀 자체의 세균감염 우려 문제 등으로 인해 저는 개인적으로 날달걀을 사용하는 것에 동의하기 어렵습니다.

우리 집에 필요한 **타박상·하지정맥류 약**

select 1. 멍을 빨리 제거하고 싶다면 달걀보다는 전문 연고를

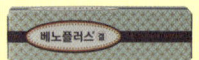

베노플러스겔 (유유제약)
[주성분 : 에스신]

동일성분제품 : 벤트플라겔(태극제약)

혈액이 많이 굳어지는 것을 막아 멍을 빨리 빼주며 소염진통작용이 있어 타박상 및 부기 제거에 도움을 줍니다. 정맥류로 인한 부종, 벌레 물린 데에도 사용 가능합니다.

select 2. 하지정맥류는 우선 혈관을 튼튼하게

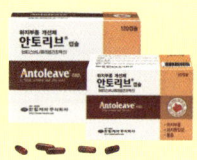

안토리브캡슐 (한림제약)
[주성분 : 비티스비니페라잎]

동일성분제품 : 안티스탁스정(베링거)

적포도 잎에서 추출한 천연항산화제 '폴리페놀' 성분이 혈관을 튼튼하게 해서 종아리의 부종, 다리의 피로감 및 무거움, 통증 등의 증상을 경감합니다.

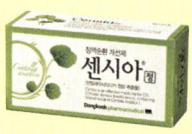

센시아정 (동국제약)
[주성분 : 센텔라정량추출물]

정맥 혈관의 콜라겐 합성을 증가시켜 혈관에 탄력이 생기도록 돕습니다.

벌레 물린 데
물파스는 별로 추천하지 않아요

모기 등 벌레에 물리면 습관적으로 하는 행동이 있습니다. 벅벅 긁는 것이죠. 그런데 ==물린 부위를 긁게 되면 일시적으로 가려운 건 잊겠지만 상처가 덧나거나 세균에 감염될 수 있으므로 자꾸 손대는 것은 자제해야 합니다.== 침을 묻히는 경우도 많은데 이것 역시 바람직하지 않습니다. 침 속에 포함된 효소나 세균이 그렇지 않아도 약해진 피부를 자극하기 때문이죠. 따라서 벌레에 물리거나 쏘였을 경우에는 먼저 상처 주위를 물과 비누로 깨끗이 씻은 후 이에 대한 약을 사용해야 합니다.

요즘에는 모기에 물리는 것을 차단하는 제품인 모기기피제를 많이 사용합니다. 모기를 직접적으로 죽이는 효과는 없지만 모기가 싫어하는 물질들을 사용해 모기의 접근을 막아주는데, 간단히 착용 가능한 팔찌형, 옷에 붙이는 패치형, 몸에 뿌리는 분사형 등이 있습니다. 피부가 자극에 예민한 사람은 팔찌형 또는 패치형을 사용하거나 분사형 중에서 정향유(丁香油, clove oil) 등 천연 성분으로 된 제품을 이용하는 것이 좋습니다.

모기 물린 데 사용하는 약은 물약(액제), 겔(찐득한 형태), 크림제 등 다양한 형태가 있는데 성분에는 차이가 없고 선호하는 느낌에 따라 선택하면 됩니다. 그중 물약 형태가 찐득거림이 덜하고 흡수가 빨라 가장 많이 선호됩니다.

벌레 물린 데 사용되는 약의 성분을 살펴보면, 가려움을 억제하는 '염산디펜히드라민', 부기를 완화하고 진통작용을 나타내는 '살리실산메틸', 마취 및 진정 작용을 나타내는 '염산디부카인', 염증을 감소시키는 '글리시레틴산(에녹솔론)', 시원한 느낌을 부여하는 '캄파', 살균작용 및 청량감을 나타내는 '멘톨' 등의 성분을 적절히 조합하게 됩니다. 즉 피부에 작용을 나타내는 여러 가지 성분들이 복합되어 있어서 약품설명서를 보면 벌레 물린 데뿐 아니라 피부 가려움, 습진, 두드러기, 피부염, 땀띠, 동창에도 쓴다고 되어 있습니다. 하지만 특유의 시원한 느낌을 나타내는 성분인 ==멘톨과 캄파는 자극성이 있으므로 상처 부위에는 사용하지 않아야 하고 30개월 이하의 유아에는 경련 등의 부작용 가능성이 있으므로 금기됩니다.==

영유아의 경우 위와 같은 자극적 성분 대신 피부 재생 및 보습 효과가 있는 '덱스판테놀' 성분이 포함된 약품 혹은 마일드한 효과를 나타내는 의약외품 내지는 아이가 긁어서 상처를 내지 않도록 모기 물린 데 전용 밴드 등의 제품을 사용하는 것이 좋습니다. 물린 부위에 약을 발라도 쉽게 개선되지 않거나 퉁퉁 붓는 경우라면 알레르기나 염증반응의 가능성이 있으므로 이 증상을 개선시킬 수 있는 스테로이드 성분이 포함된 습진연고를 바르거나 소아과 진료가 권고됩니다.

모기 물린 데=물파스?

모기에 물렸을 때 물파스를 바르는 사람도 적지 않은데, 아마 특유의 시원하고 강한 느낌 때문이라 생각됩니다. 앞서 말한 멘톨, 캄파 등 청량감을 부여하는 성분 및 가려움을 막아주는 성분이 함께 포함되어 있긴 하지만 물파스는 이름 그대로 파스, 즉 소염·진통 효과를 나타내는 진통제가 주된 성분이므로 아무래도 빠른 치료를 위해선 벌레 물린 데 대한 전문적인 제품을 쓰는 것이 바람직합니다.

우리 집에 필요한 **벌레 물린 데 바르는 약**

> **select 1.** 제품 간 효능 차이는 없고 물약 형태가 흡수가 가장 빠름

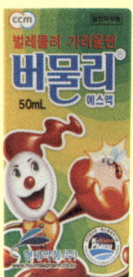

버물리에스액 (현대약품)
[주성분 : 디펜히드라민]
동일성분제품 : 물린디액(신신제약), 계안액(동아제약), 써버쿨액(녹십자)

가려움을 억제하는 디펜히드라민 등 여러 성분이 복합되어 있어 증상을 빨리 완화시킵니다. 물약, 겔, 크림 등 여러 형태가 있는데 물약이 찐득거림이 덜하고 흡수가 빨라 가장 많이 이용됩니다. 특유의 톡 쏘는 시원한 느낌을 부여하는 멘톨·캄파 성분이 포함된 경우는 유아의 피부에 자극을 주고 경련 등의 부작용을 일으킬 수 있으므로 30개월 이하의 유아에는 사용하지 않습니다. 또한 물린 후 긁어서 상처가 생겼다면 쓰라리거나 통증 등의 자극이 심해질 수 있으므로 성인이라도 역시 사용을 피합니다.

> **select 2.** 30개월 이하의 유아에는 순한 성분의 제품 사용

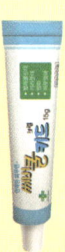

써버쿨키드크림 (녹십자)
[주성분 : 덱스판테놀]
동일성분제품 : 버물리키드크림(현대약품)

자극적인 성분을 배제하고 피부를 촉촉하게 해주는 비타민 성분인 덱스판테놀과 혈액순환을 도와주는 비타민E가 포함되어 유아(생후 1개월 이상) 및 피부가 연약한 성인에게 적당합니다. 급격히 퉁퉁 붓거나 긁어서 상처가 동반되었을 경우에는 효과를 나타내기 어려우므로 피부과 치료가 우선입니다.

무좀
양쪽 발 모두 발라주세요

가장 흔하게 발생하면서도 쉬 낫기 어려운 무좀, 그 이유는 너무 쉽고 만만하게 대하기 때문일지도 모릅니다. 무좀은 진균, 즉 곰팡이라는 균에 의해서 생깁니다. 진균은 우리가 흔히 들어본 세균과는 다른데 세균을 죽이는 약은 '항생제', 진균을 죽이는 약은 '항진균제'라고 합니다. 즉 일반적인 항생제로는 무좀이 죽지 않는다는 뜻입니다.

무좀균은 세균에 비해 크기가 크며 잘 죽지 않습니다. 따라서 무좀에는 항진균제를 사용하며, 꾸준히 바르는 것이 기본 원칙입니다. 약을 몇 번만 발라도 호전되는 것처럼 보여서 금방 사용을 중단하는 경우가 많지만, ==완전히 나은 것처럼 보이는 날로부터 최소 일주일 정도는 더 발라야 재발을 막을 수 있습니다.== 약을 바를 때는 납작 엎드려 있던 무좀균이 스멀스멀 기회를 틈타 다시 활동할 날을 엿보고 있으니까요. 무좀균의 생명력은 참 질겨서 다른 사람에게 전염도 잘되고 몸의 다른 부위나 신발 등에도 잘 남아 있습니다. 아무리 무좀 부위에 열심히 약을 챙겨 발라도 다른 쪽의 발이나 신발에 무좀균이 남아 있다면 언제든지 재발할 수 있다는 뜻이죠. 그래서 재감염되지 않도록 양쪽 발바닥 전부에 연고를 발라주는 것이 좋습니다. 그리고 무좀균은 습기를 아주 좋아하므로 신발과 양말을 자주 갈아 신고 항상 발을 건조하게 유지해야 합니다.

<mark>무좀은 발에만 나타나는 것은 아닙니다. 신체의 어느 부위에서라도 발병할 수 있는데, 특히 사타구니 사이, 발톱, 두피에 무좀균이 잘 나타납니다.</mark> 이 부위의 공통적인 특징이 있죠? 땀이 많이 나는 곳, 즉 앞서 말한 습기가 많은 곳입니다. 무좀은 꼭 발에만 나타난다는 고정관념은 지우시길 바랍니다. 어느 부분에 연고를 발랐는데 잘 낫지 않는다 싶으면 약을 탓하기 전에 내가 약을 잘못 사용하고 있지는 않은지를 먼저 의심해볼 필요도 있습니다. 예를 들어 사타구니 사이에 나타나는 무좀을 '완선'이라 하는데, 무좀인 줄 모르고 습진약만 바른다면 잘 낫지도 않을뿐더러 부작용도 심해집니다. 무좀일 때 습진약을 사용하면 처음에는 증상이 호전되는 것처럼 보일 수 있으나 계속해서 바르는 경우 오히려 악화되는 경우가 많습니다. 습진약의 원리는 우리 몸에서 나타나는 반응을 강하게 차단하는 것이니까요.

발톱 역시 발가락과 가까워서 무좀이 가장 옮기 쉬운 부분입니다. <mark>두껍고 딱딱해지거나 색깔이 노랗게(혹은 하얗게) 바뀌는 것이 발톱무좀의 주증상</mark>인데, 일반 무좀보다 훨씬 치료가 어렵습니다. 두꺼워진 발톱 아래에 군건하게 자리를 잡고 있는 데다 일반적인 무좀연고로는 발톱에 침투가 거의 불가능하기 때문이며, 발톱무좀 전용 제품을 사용하거나 먹는 약을 처방받아야 합니다.

 **무좀과 습진은 어떻게 구별할까?**

육안으로는 구분하기 어려운 편입니다. 전문과에서 검사를 해서 판별하는 방법이 가장 정확한 것은 두말할 나위가 없지만, 곰팡이균의 번식력으로 인해 무좀은 환부가 점점 커지고 동그랗게 퍼져나가는 특징을 많이 보인다고 기억하면 좋겠습니다.

우리 집에 필요한 무좀약

select 1. 일반적인 무좀에는 테르비나핀 성분을 우선 추천

무좀에 대한 항진균제 성분은 여러 가지가 있는데, 그중 '테르비나핀(terbinafine)'이 비교적 최신 성분에 속하고 효과 및 가격 면에서 뛰어난 편입니다.

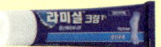

라미실크림1% (GSK)
[주성분 : 테르비나핀]
동일성분제품 : 무조날크림(한미약품), 로시놀크림(녹십자)

라미실의 경우 크림, 스프레이, 겔 등의 다양한 제제가 있지만 성분은 모두 같습니다.

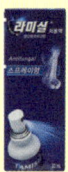

라미실스프레이
환부에 바르기 불편할 때 적용이 간편하며 신발 안창에 뿌려주어 무좀균이 재감염되지 않도록 합니다.

덤겔
겔 타입은 연고보다 묽어 바르기가 쉬우므로 겨드랑이 등 털이 많은 부위에 사용합니다. 또한 시원한 느낌을 주기 때문에 가려울 때 효과적입니다.

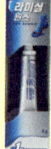

원스
<라미실크림>과 성분은 동일하며 약효의 지속력이 좋아서 한 번만 바르면 되는 장점이 있지만 사용법을 잘 지켜야 합니다. 제품 1개를 모두 사용하며, 보통 연고보다 더 듬뿍(높이 약 1.5cm 정도) 발라야 하고 약이 잘 전달될 수 있도록 24시간 동안은 발을 씻지 않아야 합니다.

select 2. 심한 무좀에는 두 가지 성분을 병용

대부분의 무좀약은 꾸준히 바를 때 대부분 좋은 효과를 나타내지만 만일 잘 낫지 않는다면 다른 성분을 추가하거나 변경할 필요가 있습니다. 항진균제 성분 이름이 '~핀(~fine)' 및 '~졸(~zole)' 중 어느 것으로 끝나느냐에 따라 분류할 수 있으므로 서로 다른 계열의 무좀약을 사용해봅니다.

비슷한 성분명으로 알 수 있듯 다음 표의 각 왼쪽 및 오른쪽은 같은 계열의 항진균제로 이해하면 됩니다. 따라서 병용 시에는 분류를 잘 파악해야 하며, 아침에는 빠르게 흡수되도록 스프레이 형태의 제품, 저녁에는 오래 지속되도록 연고 형태의 제품을 바르는 것이 좋습니다.

성분명	~핀(~fine)	~졸(~zole)
제품	엑소데릴크림 (일동제약) [주성분 : 나프티핀] 멘탁스크림 (영진약품) [주성분 : 부테나핀] 로세릴크림 (갈더마코리아) [주성분 : 아모롤핀] 기타 : 테르비나핀	바리토나액 (녹십자) [주성분 : 바이포나졸] 카네스텐크림 (바이엘코리아) [주성분 : 클로트리마졸] 니조랄크림 (한국얀센) [주성분 : 케토코나졸] 기타 : 에코나졸, 이소코나졸, 미코나졸

select 3. 수반된 증상이 심할 때는 복합 성분을 고려

무좀은 가려움, 피부 각질, 물집 등의 증상을 수반하는데 잘못 손을 대며 상처로 인해 감염이 동반될 수 있으므로 상황에 따라 가려움을 제거하는 '캄파', '리도카인', 각질을 제거하는 '살리실산' 등의 성분이 항진균제와 복합된 제품을 고려해볼 수 있습니다.

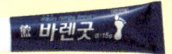
바렌굿겔 (대웅제약)
[주성분 : 부테나핀]

시원한 느낌을 주는 캄파, 마취작용을 나타내는 리도카인의 배합으로 가려움을 완화합니다.

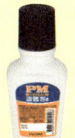
피엠정 (경남제약)
[주성분 : 살리실산]

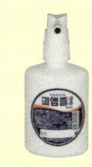
피엠졸큐액 (경남제약)
[주성분 : 미코나졸]

<피엠정>은 각질을 제거하는 살리실산이 주성분으로 자극성이 심해 상처가 있을 경우 피해야 합니다. <피엠졸>은 항진균제 및 가려움 제거 성분이 복합되어 있습니다.

> **select 4.** 손발톱무좀은 장기적인 치료가 필요
>
> 손발톱무좀에는 일반적인 연고류는 침투가 어려워 쓰지 않고 매니큐어 형태의 네일라카 제품을 사용합니다(단, 나프티핀 성분의 연고류는 발톱무좀에 가능).

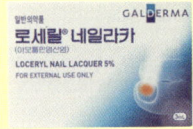

로세릴네일라카 (갈더마코리아)
[주성분 : 아모롤핀]

약효가 지속되므로 매일 바를 필요는 없으나 약이 잘 스며들도록 손톱을 갈거나 닦는 등 손질 과정이 필요합니다.

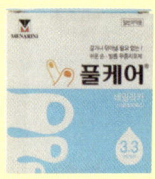

풀케어네일라카 (한국메나리니)
[주성분 : 시클로피록스]
동일성분제품 : 로푸록스네일라카(한독)

<풀케어>는 기술 개발로 손톱 손질이 필요하지 않은 대신 매일 발라야 합니다.

습진
스테로이드 사용은 단기간으로

가렵거나 빨갛게 되거나 붓고 진물이 나는 등 다양한 증상이 나타나는 습진, 사실 이 습진은 특정 질환의 이름이 아니라 피부에 생긴 염증, 즉 피부염을 일컫는 말입니다. 무언가에 접촉해서 발생하는 접촉성 피부염(등산하다 옻나무를 건드렸을 때, 염색하다가 벌겋게 달아오를 때, 세제를 자주 접할 때 나타나는 주부습진, 유아들의 기저귀 발진 등), 알레르기성 질환인 아토피 피부염, 피지가 많은 부위에 발생하는 지루성 피부염 등 습진에는 많은 분류가 있지만 약물치료의 원리는 거의 동일하다고 볼 수 있습니다. 염증을 막아주는 호르몬제인 '스테로이드' 및 가려움을 막아주는 '항히스타민제'가 습진에 가장 널리 응용되며, 약해진 피부에 부가적으로 발생되는 감염을 막기 위해 항생제가 필요한 경우도 많습니다.

이 중에서 스테로이드가 가장 강력한 효과를 나타내는데 부작용 또한 만만치 않습니다. 습진이 아닌데 스테로이드를 사용하는 것도 당연히 잘

못된 것이지만, 연고를 발랐더니 효과가 좋았다고 해서 자주 쓰다 보면 부작용으로 피부가 얇아지거나 혈관, 땀구멍이 늘어날 수도 있습니다. 더 중요한 문제는 갑자기 투약을 중단하면 그 반작용으로 억눌려 있던 염증반응이 순식간에 나타나 더 심한 증상을 일으킨다는 점입니다. 따라서 습진연고는 꼭 단기간으로 필요한 만큼만 사용해야 합니다.

우리 집에 필요한 **습진약**

select 1. 습진약에는 등급이 존재

습진약의 주성분인 스테로이드는 혈관수축능력에 따라 등급이 존재합니다. 혈관을 좁힐수록 염증반응물질을 덜 나오게 하여 가려움이나 발진 증상을 더 많이 억제할 수 있긴 하지만 등급이 높다고 무조건 치료효과가 높다는 뜻은 아닙니다. 술 역시 도수에 따라 등급을 분류할 수 있지만 술의 종류에 따라 사람마다 받아들이는 정도가 다른 것과 유사한 원리로 이해하면 되겠습니다. 다만, 바르는 부위에 따라 스테로이드 등급을 달리하여 얼굴, 생식기 부분, 잘 접히는 부분 등 연약한 피부에는 약한 단계의 스테로이드를 사용하는 것이 권고됩니다.

학자나 기관에 따라 스테로이드를 5단계 혹은 7단계로 분류합니다. 주의할 것은 같은 성분이라 하더라도 그 농도나 제형(연고, 크림, 겔 등)에 따라 등급이 달라질 수 있다는 점입니다.

대표적인 습진약의 종류

1등급에 가까울수록 강하며 대부분의 등급 및 제품은 처방이 필요합니다.

- 1등급 : 더모베이트연고, 네리소니연고
- 2등급 : 스칸지크림, 에스파손겔
- 3등급 : 데옥손로션, 비스덤크림
- 4등급 : 아드반탄연고, 쎄레스톤지크림
- 5등급 : 더마톱연고, 락티케어2.5%로션
- 6등급 : 데스오웬로션, 알크로반연고
- 7등급 : 리도멕스크림, 락티케어1%로션

※출처 : http://www.psoriasis.org/about-psoriasis/treatments/topicals/steroids/potency-chart, Journal of the American Academy of Dermatology, January 2006. Vol. 54 등 참조

강
효력
약

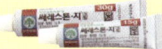

쎄레스톤지크림 (유한양행)
[주성분 : 베타메타손]
동일성분제품 : 노바손크림(녹십자), 데마코트에스크림(대화제약)

약국에서 판매하는 습진연고는 스테로이드 성분인 베타메타손이 포함된 경우가 가장 많습니다. 중간 등급의 효력으로 빠른 효과를 나타내는데, 혈관확장 등의 부작용 및 의존성을 나타낼 수 있으므로 얼굴 및 유아에는 사용하지 않고 장기간 바르는 것을 피해야 합니다.

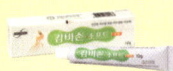

캄비손소프트크림 (한독)
[주성분 : 프레드니솔론]
유사성분제품 : 리도멕스크림(삼아제약), 보송크림(안국약품)

베타메타손 성분에 비해 순하므로 얼굴 및 유아에 단기간 사용합니다.

락티케어에취씨로션 (GSK)
[주성분 : 히드로코르티손]
동일성분제품 : 하티손로션(한미약품)

로션 형태로 발림성이 좋아 넓은 부위, 털이 많은 부위에 사용합니다.

---

select 2. 염증이 있을 때는 항생제 복합 연고 사용

스테로이드 단일 성분의 습진약도 있지만 스테로이드와 항생제가 복합된 제품이 더 널리 쓰입니다(특히 스테로이드 '베타메타손' 및 항생제 '겐타마이신'이 복합된 경우가 대부분). 습진으로 인해 약해진 피부에 세균이 감염되거나 손으로 상처를 긁었을 때 등에 사용합니다. 습진, 두드러기, 가려움, 화상, 벌레 물린 데 등 넓은 효과를 나타내므로 제품 포장에 '광범위 피부질환 치료제'라 기재된 경우가 많습니다. 주의할 점은 무좀에 습진연고를 바르면 처음에 호전되는 것처럼 보여도 면역기능이 떨어지고 피부가 약해져 무좀균이 더 쉽게 번식하므로 사용을 피합니다.

	스테로이드 단일 성분	스테로이드+항생제 복합 성분
제품	리도멕스크림, 보송크림, 락티케어에취씨로션 등	쎄레스톤지크림, 노바손크림, 캄비손소프트크림 등
증상	습진, 피부 가려움, 벌레 물린 데 등	습진, 아토피 피부염, 지루성 피부염 등 알레르기성 또는 염증성 피부질환 및 가려움, 건선, 1도 화상 등

> **select 3.** **주부습진에는 보습제가 중요**
>
> 물과 세제를 자주 접하면 손 피부 표면의 보호막이 파괴되어 건조해지고 갈라지게 됩니다. 만성으로 진행되면 피부가 건조해지고 일반적인 습진연고를 사용해도 잘 낫지 않는 경우가 많은데, 이때 보습제나 각질용해제 연고 사용 시 효과를 보는 경우가 있습니다.

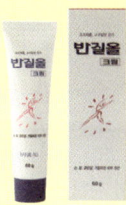

반질올크림 (삼공제약)
[주성분 : 우레아]
동일성분제품 : 한미유리아크림(한미약품), 소프티아연고(대화제약)

손, 발바닥 등에 각질이 과도하게 굳어 있거나 주부습진이 진행되어 심하게 건조할 때 각질을 연하게 하는 목적으로 사용합니다. 주성분인 우레아는 무좀에 의한 각질 및 손상된 손발톱 부분을 제거하는 데도 응용이 가능하여 무좀약에 함께 포함될 때가 있습니다.

가려움·아토피
거친 피부에는 보습제가 중요해요

벌레에 물리거나 무좀 등으로 인해 가려울 때는 그 원인을 확실히 알고 대처가 가능하지만, 원인을 모른 채 계속해서 가려움을 호소하는 경우도 많습니다. 시도 때도 없는 가려움에 놓인다면 가장 먼저 생각해볼 수 있는 것이 '알레르기반응'과 '피부의 건조함'입니다.

알레르기는 내 몸과 맞지 않은 물질이 있을 때 나타나는 우리 몸의 자구책입니다. 대표적으로 많이 나타나는 알레르기 증상은 비염, 천식, 아토피입니다. 즉 코에서는 콧물로, 기관지에서는 기침으로, 피부에서는 혈관의 확장으로 외부물질을 내보내려는 자구책을 하게 되는 것이죠. 아토피뿐만 아니라 두드러기 증상이라든지 겉으로 표시는 잘 나지 않지만 만성적인 가려움이 나타나는 것 등도 비슷한 원리로 이해하면 됩니다. 일반적으로 많이 쓰이는 비염약들을 살펴볼 때 효능란에 만성 특발성 두드러기, 피부소양증(가려움증)에 쓸 수 있다고 표시된 이유입니다. 즉 ==만성 두드러기나 만성 가려움증에는 알레르기약을 사용하면 됩니다.==

단, 여기서 말하는 알레르기약은 '항히스타민제'를 뜻합니다. 우리 몸의 피부 안에는 히스타민이란 물질이 들어 있어서 외부의 자극이나 내부의 내재원인이 공격하면 이 히스타민이 모세혈관을 확장시켜 혈관 내에 있던 물로 씻어내게 합니다. 하지만 히스타민이 너무 많이 분비되면 가려움이나 콧물 등의 증상도 급격히 심해지기 때문에 이럴 때 히스타민의 분비를 막아주는 것이 항히스타민제입니다.

==시중에는 많은 종류의 항히스타민제를 판매하고 있어 선택의 폭이 넓지만 너무 오랫동안 복용하는 경우에는 내성이 생겨 효과가 떨어질 수도 있습니다.== 또한 항히스타민제는 가려운 증상만을 완화하는 것이라 일시적인 방책으로 이해해야 합니다. 만약 증세가 심한 경우라면 항히스타민제만으로는 한계가 있어 강력한 염증작용을 가진 스테로이드를 사용해야 할 경우가 있는데, 그 부작용은 널리 알려져 있으므로 스테로이드가 포함된 연고는 남용하지 않아야 합니다.

피부가 많이 건조할 때도 가려움의 증상이 나타날 수 있습니다. 이럴 때 피부를 촉촉하게 해주는 보습제를 많이 사용하게 되죠. ==가려움이나 아토피 등 만성 피부질환에는 보습제를 사용하면 효과적인 경우가 많습니다.== 피부는 수분과 유분으로 이루어져 있는데 건성 피부는 수분이나 유분 둘 중에 하나가 부족한 경우(둘 다 부족하면 악건성 피부), 지성 피부는 수분에 비해 유분이 많은 경우를 말합니다. 보습제의 사용은 피부에 있는 수분이 잘 마르지 않도록 해 피부의 균형을 맞추어주는 데 큰 의미를 갖고 있습니다.

보습제는 약이 아닌 화장품으로 분류된 경우가 대부분으로, 즉 그 자체가 치료효과가 있기보다는 피부의 환경을 개선함으로써 도움을 주는 것으로 이해해야 합니다. 하지만 실제적으로 그 필요성과 효과는 점점 증대되는 추세입니다.

보습제로 좋은 바셀린?

바셀린은 수분이 건조되지 않게 막을 형성하지만 피부 자체에는 흡수되지 않아 보습제로 기대하긴 어렵습니다. 비누로는 잘 씻기지 않아 두발, 털이 많은 곳에는 적당하지 않고 피부 호흡을 방해하는 단점이 있으니 습진에는 사용하지 않아야 합니다.

우리 집에 필요한 가려움·아토피 약

select. 보습제는 수시로 바르는 것이 중요

대부분의 보습제는 화장품류에 속해 있습니다. 즉 즉각적인 효과를 기대하기보다는 평소에 피부를 보호하고 관리하는 역할로 이해하는 것이 좋습니다. 제품마다 보습 성분에 약간의 차이가 있어 효과반응이 다르고 화장품의 특성상 상당히 많은 성분이 복합되어 있으므로 혹시 알레르기반응이 나타나지 않는지 먼저 피부 테스트를 해보는 것이 좋습니다.

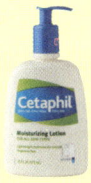

화장품
세타필모이스쳐라이징 크림·로션 (갈더마코리아)

피부에 자극을 일으킬 수 있는 방부제인 파라벤이 함유되지 않아 민감한 피부에 사용 가능하며 장시간 보습효과로 만성 건조 피부 및 겨울에 심하게 가려울 때 효과적입니다.

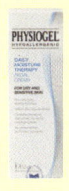

화장품
피지오겔 (스티펠)

피부 전문 제약회사의 기술력을 바탕으로 피부지질과 유사한 성분으로 구성되었으며 항염작용 성분이 포함되어 아토피 등 염증이 있는 피부에 사용이 가능합니다.

여드름
피지 조절 및 청결 관리가 가장 중요

여드름의 원인은 호르몬 변화, 세균 등으로 다양하며 실제로는 한 가지 원인보다는 여러 원인이 복합적으로 작용하는 경우가 많은데, 그중 피지와 세균이 가장 흔한 원인입니다.

피지는 자연적으로 피부를 보호하는 역할을 하는데, 평소에는 피부 바깥으로 원활히 배출되지만 너무 많이 분비되거나 각질로 인해 제대로 빠져나오지 못하면 모공이 막히게 됩니다. 이렇게 되면 모공에 존재하는 세균(프로피오니박테리움 아크네스, propionibacterium acnes)이 피지 중의 지방을 분해하면서 유해물질을 생성하고 여드름이 발생하게 됩니다. 따라서 피지를 조절하기 위해 충분히 세안하고 자신의 피부 타입에 맞는 화장품을 올바로 사용하는 것이 중요하며, 세균으로 인한 염증반응이 있다면 적절히 대처해야 합니다.

여드름에 대한 약을 크게 분류해보면 피지에 대한 비타민A, 세균에 대한 항생제로 나눠볼 수 있습니다. 외용으로 바르는 항생제 제품 일부를 제외하고는 거의 병원에서 처방받는 추세입니다. 먹는 약 중에서는 비타민A와 유사한 구조를 지닌 '이소트레티노인(isotretinoin)'이 가장 대표적인 성분이며 처방이 필요합니다. 우리 피부에 있는 세포들은 정상세포로 있다가 수분만 함유된 세포로 바뀌고 점점 수분을 잃어가면서 각질로 변해 때로 밀려나갈 날을 기다리고 있는데, 비타민A가 이 과정이 진행되는 속도를 높여 각질을 빨리 빠져나가게 합니다. 또한 피지의 생성과 분비를 감소시키고 피지가 단단해지는 것을 막아주는 작용을 합니다. 단, 임산부는 복용하지 않습니다.

   이와 유사한 원리인 바르는 비타민A가 있습니다. 이소트레티노인과 이름이 비슷한 '트레티노인(tretinoin)' 성분이 대표적인데 먹는 약만큼 효과가 빨리 나타나지는 않습니다. 이 제품은 농도가 여러 가지 있는데 (0.01~0.1%) 농도가 높을수록 약을 바른 부위가 빨갛게 되거나 각질이 일어나는 자극이 생길 수 있으므로 처음에는 낮은 농도의 제품을 쓰다가 높여나가는 게 좋고, 햇빛을 받으면 부작용이 생길 수 있으므로 주의해야 합니다. 요즘 많이 처방되는 '아다팔렌(adapalen)'이라는 성분도 같은 원리입니다.

   피지 조절 못지않게 신경 써야 할 것은 세균에 대한 치료입니다. 여드름으로 가장 걱정되는 것 중 하나가 얼굴에 남을지 모르는 흉터이므로 상처가 커지지 않도록, 또는 모공 속 세균에 직접 작용할 수 있도록 '클린다마이신(clindamycin)', '에리스로마이신(erythromycin)', '아젤라인산(azelaic acid)' 등의 항생제가 이용됩니다. 하지만 여드름에 바르는 연고들은 원인이 아닌 증상에 대한 대처 방식이므로 치료에 한계가 있습니다. 그리고 대부분의 여드름연고류들은 바를 때 자극감을 나타낼 수도 있으니 사용 횟수 및 농도를 조금씩 늘려가는 것이 좋습니다.

여드름약 중 이 성분은 주의하세요!

만약 비타민A 성분의 여드름약을 복용한다면 몸이 건조해질 우려가 있습니다. 건조로 인한 피부 가려움, 콧속의 건조로 인한 코피, 인후 건조로 인한 목 쉼, 눈의 건조로 인한 결막염 등 건조 증상을 체크해야 하며 임신 가능성이 있을 때는 복용을 피해야 합니다.

우리 집에 필요한 **여드름약**

증상과 처방	피지가 막혀 좁쌀 같은 여드름 → 각질 제거	노랗게 곪은 여드름 → 세균에 대한 항생제
제품	**톡클리어겔** (광동제약) [주성분 : 과산화벤조일] 동일성분제품 : 브레복실겔(GSK), 벤작에이씨겔(갈데마) 깊은 각질까지 필링효과를 나타내며 여드름균이 싫어하는 산소를 발생시켜 살균작용을 합니다. **클리어틴외용액2%** (한독) [주성분 : 살리실산] 각질 윗부분 및 블랙헤드 제거에 효과적이며 울긋불긋한 피부에 항염증작용을 나타냅니다.	**아젤리아크림** (메나리니) [주성분 : 아젤라인산] 동일성분제품 : 우모나크림(오스틴제약) 여드름균에 대한 직접적인 살균작용을 합니다. **후라신연고** (명인제약) [주성분 : 푸시단산] 동일성분제품 : 후시단겔(동화약품) <후라신>, <후시단> 등 항생제연고로 많이 사용되는 '푸시단산'은 항생제 성분으로 여드름균을 억제하는 효과가 있습니다. 여드름 부위는 끈적이면 곤란하므로 연고보다는 발림성이 좋은 겔 형태가 더 적합합니다.

피부_145

기미·미백
피부에 좋은 영양소는 비타민C

    기미는 주로 눈 밑이나 뺨 등에 얼룩덜룩한 반점이 생기고, 주근깨는 검정깨 같은 미세한 반점들이 수없이 얼굴 전체를 뒤덮는 특징이 있는데, 기미는 주로 30대 이후, 주근깨는 10~20대 여성에서 많이 발생하는 편입니다. 기미와 주근깨의 원인은 피부를 보호하고 피부색을 진하게 하는 '멜라닌'이라는 물질이 지나치게 생성되어 피부에 침착되기 때문입니다. 따라서 평소에 자외선차단크림을 꼭 바르고 정신적인 스트레스를 줄이며 비타민C나 과일, 녹황색 채소를 충분히 섭취해야 합니다. 특히 피임약이나 항생제 등 일부 약물이 기미, 주근깨를 유발할 가능성도 있습니다.

    이렇게 피부에 대한 관심이 지대한 만큼 바르는 화장품을 넘어 간편하게 알약으로 복용하는 제품이 많이 출시되고 있습니다. 예전에는 '히드로퀴논(hydroquinone)'이란 성분의 바르는 크림 형태 의약품이 주근깨나 노인성 검은 반점 등 멜라닌 색소가 과다하게 침착되었을 때 많이 응용되었는데 가려움, 수포, 염증 등의 트러블이 일어날 확률이 있다 보니 예전에 비해 그 인기는 축소되었습니다. 히드로퀴논은 피부에서 멜라닌 색소가 만들어지는 것을 막아 미백작용을 하는데 화장품에는 쓸 수 없습니다.

최근에는 의약품 형태의 기미약이 각광받고 있는데 미백효과도 더불어 기대할 수 있습니다. 기미에 좋은 영양소로는 비타민C 및 '엘-시스테인(L-cystine)'이라는 아미노산이 가장 유명한데, 비타민C는 기미, 주근깨, 염증 후의 색소침착을 경감시키는 효능이 잘 알려져 있고 엘-시스테인은 멜라닌 생성을 줄이고 비타민C와 함께 멜라닌 색소를 환원시켜 색이 사라지게 하는 효과가 있습니다.

여기에 판토텐산칼슘(비타민B_5), 피리독신(비타민B_6) 등 색소의 활성을 증가시키고 유해물을 분해하는 비타민B 성분들과 복합한 경우가 많은데 최근에는 '트라넥삼산(tranexamine acid)' 성분이 새로이 부각되고 있습니다. 멜라닌이 비정상적으로 분비되지 않도록 세포막을 안정화시키고, 염증반응의 원인이 되는 단백질 분해물질을 억제하여 기미형성세포의 염증반응을 막아줍니다. 또한 혈액이 혈관 밖으로 유출되는 것을 막아서 피부색이 진하게 보이는 것을 예방하는 효과도 나타냅니다.

알약 형태의 기미약은 개선 정도에 개인차가 있으며, 장기적으로 복용이 가능한 일종의 영양제 및 보조적인 방법으로 이해하면 되겠습니다.

우리 집에 필요한 기미·미백 약

> **select.** 맑은 피부를 위해선 멜라닌 색소 관리가 중요
>
> 화장품 선택 못지않게 비타민C 등 피부에 필요한 영양소의 보충에도 관심을 가지는 것이 좋으며, 특히 피임약에 들어 있는 여성호르몬인 에스트로겐은 피부에 착색을 일으키는 멜라닌 색소를 더 많이 만들게 되므로 장기간 복용 시에 주의를 기울여야 합니다.

도미나크림 (태극제약)
[주성분 : 히드로퀴논]

멜라닌 생성을 억제함으로써 과다하게 색소침착된 피부를 탈색시키는 효과로 기미, 주근깨 및 작은 검정 반점 등에 효과를 나타냅니다. 바르는 타입이라 피부 트러블이 나타날 확률이 있으므로 피부 테스트 과정이 필요합니다.

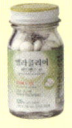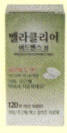

멜라클리어어드밴스정 (동성제약)
[주성분 : 엘-시스테인]

아미노산의 한 종류인 엘-시스테인은 조직 재생에 관여해 손발톱 및 머리카락이 쉽게 갈라질 때나 습진, 두드러기, 여드름 등의 피부 증상을 완화하는 데 도움을 줍니다. 기미, 주근깨, 햇볕에 탄 데 등 색소침착에도 오랫동안 응용되어왔습니다.

트란시노정 (보령제약)
[주성분 : 트라넥삼산]

일반적인 기미보다 넓고 흐릿하게 나타나는 일명 '간반 기미'에 효과를 나타내며, 세포의 교체 주기에 맞춰 2개월씩 투약과 휴약을 반복합니다.

티눈·사마귀
보기에는 비슷해도 통증 유무로 판별

주로 발바닥이나 발가락에 많이 생겨서 걸을 때마다 고통을 주는 티눈은 같은 부위에 자극이 계속 반복될 때 피부 손상을 막기 위해 지방질과 각질 같은 조직이 단단해져서 저절로 발생하게 됩니다. 압박이 될 때마다 그에 대응해서 점점 성장하게 되고, 누르거나 걸을 때 주위의 신경을 누르기 때문에 매우 아픕니다. 티눈이 더 이상 커지지 않을 만큼 자라면 이제 피부 안쪽으로 파고들어 가게 돼서 중심에 하얀 눈이 생기고 일명 '못이 박힌다'라고 표현하는 상태가 됩니다.

사마귀는 티눈과 비슷한 모양을 갖고 있지만 바이러스(인유두종 바이러스, human papilloma virus)로 인해 발생합니다. 피부가 긁히거나 상처를 입은 경우에 그 상처를 따라 생길 수도 있고 면도와 같이 털을 깎다가 생기기도 합니다. 바이러스로 인한 것이므로 전염성이 있어 한 부위에서 다른 부위로 퍼질 수 있고 피부 어느 곳이나 생기는데, 특히 손가락, 팔, 손 등에 많이 생깁니다. 사마귀가 티눈과 가장 다른 점은 통증이

==거의 없다는 것입니다.==

　티눈과 사마귀는 정상적인 세포가 아니기 때문에 그 부위를 제거해줘야 합니다. 병원에서 레이저나 전기소각술 등으로 없애는 방법이 있고 약국에서 밴드 내지는 액제 형태의 티눈/사마귀 약을 구입하는 방법이 있습니다. 형태는 다르지만 주성분은 '살리실산'으로 같으며 티눈이나 사마귀 부위를 굳게 만들어 잘 떨어져 나가도록 하는 원리입니다. 다만 사마귀는 바이러스로 인해 발생하기 때문에 병원에서 치료하는 것이 바람직합니다.

우리 집에 필요한 티눈·사마귀 약

select. 티눈 환부에 따라 제제를 선택

티눈에 사용하는 밴드 및 물약은 성분이 동일하므로 기호에 맞춰 사용합니다. 굴곡이 있거나 땀이 많이 나는 부위는 물약 형태가 사용하기 편합니다.

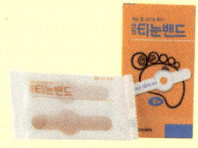

신신티눈밴드 (신신제약)
[주성분 : 살리실산]

밴드와 환부를 일치시켜 2~5일마다 교체하여 부착합니다. 일반 밴드형 및 부착 패드 부분을 넓혀서 잘 떨어지지 않게 하는 발바닥형으로 구분되어 출시됩니다.

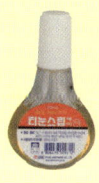

티눈스립에이액 (경남제약)
[주성분 : 살리실산]

유사성분제품 : 두오필름겔(GSK), 그린티눈액(그린제약)

이전에 생성된 피막 제거 후 1일 수회 적당량을 환부에 직접 발라줍니다.

다한증(땀)·땀띠
땀띠분은 증세를 악화시킬 수도 있어요

땀이 너무 많이 나는 걸 다한증이라고 부릅니다. 땀을 분비하는 땀샘은 온몸에 골고루 분포되어 있는데, 땀이 너무 많이 나와서 불편하게 여기는 곳은 손, 발, 겨드랑이가 대표적입니다. 일반적으로 데오드란트를 많이 이용하는데, 이는 땀을 은폐하여 일시적으로 땀냄새만 없애주는 것에 불과하므로 근본적인 치료는 될 수 없습니다.

그리고 땀은 평상시에 피부의 건조를 막고 체온을 조절하는 데 아주 중요한 역할을 하지만 너무 많이 흘리게 되면 땀 속에 있는 암모니아나 염분 같은 성분이 피부 염증을 일으키게 됩니다. 즉, 땀띠가 발생하죠. 가장 기본적인 원칙은 몸을 식혀주고 청결히 하는 것입니다. 이때 파우더로 된 땀띠분을 사용하는 경우가 많은데, 땀띠분은 오히려 땀구멍을 막아 증세를 악화시키거나 유소아의 경우 가루가 날려서 흡입할 우려도 있으므로 수분을 빨아들여 일시적인 건조 역할을 하는 예방 도구로 이해하는 것이 좋습니다.

땀띠가 생기면 따가움이나 가려움 등의 증상이 동반되므로 그에 맞는 치료가 필요하며, 벌레 물린 데 사용되는 약들이 땀띠에도 많은 효과를 나타낼 수 있습니다. 실제로 이 약들을 살펴보면 대부분 땀띠에 대한 적응증이 표기되어 있습니다.

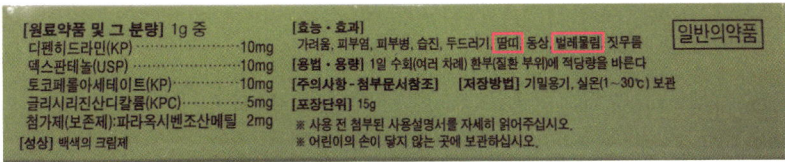

▲벌레 물린 데 바르는 약에 땀띠에 대한 적응증이 표기됨.

아이의 기저귀 발진에는?

아이들 기저귀 발진의 경우는 대소변에 있는 자극적인 성분이 피부에 닿아 염증이 생긴 것이므로 땀띠분보다는 발진을 가라앉히기 위한 스테로이드 등의 염증약이나 원인을 제거하는 항진균제 등 전문가와 상의해 증상에 따른 약을 선택해야 합니다.

우리 집에 필요한 다한증·땀띠 약

select 1. 다한증약은 건조한 상태에서 바를 때 효과가 좋음

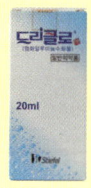

드리클로액 (GSK)
[주성분 : 염화알루미늄]
동일성분제품 : 데오클렌액(성광제약), 노스엣액(신신제약)

땀 분비가 많아지는 여름철뿐 아니라 시시때때로 땀이 과도하게 분비되어 고민하는 경우가 많은데 이 제품류는 피부 표피층에 있는 땀샘에 매트릭스를 형성하여 땀구멍을 물리적으로 막아주는 마개 역할을 합니다. 분비되지 않은 땀은 혈액으로 재흡수되어 소변으로 배출됩니다. 하루 중 가장 땀이 적게 나는 취침 시에 바르며, 성분이 너무 오래 남아 있으면 피부자극감이나 가려움이 생길 수 있으므로 다음 날 아침에 샤워해서 씻어냅니다.

select 2. 땀띠·기저귀 발진에는 땀띠분보다 염증약으로

땀띠나 기저귀 발진에 대한 전문적인 약이 따로 존재하지는 않으며, 염증의 일환으로 나타나는 점을 고려하여 여러 약을 응용하게 됩니다. 땀띠에는 벌레 물린 데 사용하는 약을 바를 수 있는데 긁은 부위나 상처에는 자극성이 심하므로 가벼운 증상에 국한해서 사용합니다. 어른 땀띠의 경우 스테로이드 성분이 포함된 일반적인 습진연고를 단기간으로 사용할 수 있으며, 아이들의 경우는 아래 제품들을 참고합니다.

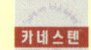
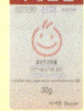

카네스텐산제 (바이엘코리아)
[주성분 : 클로트리마졸]

일반적인 땀띠분과 달리 하루 종일 기저귀를 차느라 땀이 제대로 배출되지 못하고 변으로 인해 곰팡이에 감염되어 빨갛게 발진이 일어난 경우에 사용합니다.

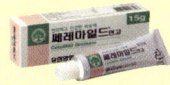

쎄레마일드연고 (유한양행)
[주성분 : 산화아연]
동일성분제품 : 더마큐연고(일동제약), 세린드연고(신일제약)

땀띠분의 주성분인 산화아연과 가려움 및 염증을 진정시키는 약의 배합으로 땀띠, 습진 등의 증상에 사용합니다. 스테로이드가 함유되어 있어 효과를 빨리 나타내는 편이지만 장기적인 사용은 피하는 것이 좋습니다.

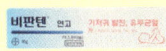

비판텐연고 (바이엘코리아)
[주성분 : 덱스판테놀]
동일성분제품 : 덱스파놀연고(태극제약), 베비란연고(신신제약)

비타민 B_5 종류로 세포의 재생을 돕는 역할을 합니다. 스테로이드 성분에 비해 효과는 다소 마일드하지만 기저귀 발진 및 피부염, 습진, 상처, 화상, 욕창, 햇볕에 탄 데 등 유소아의 여러 피부 트러블 증상 및 수유 시 엄마의 유두균열(젖꼭지 부분이 갈라질 때)에 사용 가능합니다.

탈모
소중한 머리카락, 초기부터 꾸준하게 관리를

대표적인 탈모 종류로는 국소적으로 나타나는 원형 탈모와 전반적으로 모발이 감소되는 남성형 탈모가 있습니다.

원형 탈모는 나이가 들어서 저절로 생기는 탈모와는 달리 경계가 뚜렷하게 나타나는 편입니다. 발모에 관련되는 호르몬인 에스트로겐(estrogen)의 구조와 스테로이드제의 구조가 서로 유사하기 때문에 스테로이드를 사용하게 되면 잔털이 좀 더 잘 자라거나 가느다란 털이 두껍게 되는 발모 촉진작용을 나타내게 됩니다. 하지만 아토피 피부염이나 갑상선질환 등 다른 질환으로 인해 원형 탈모가 나타나는 경우도 많으므로 그 원인을 정확히 파악하는 단계가 필요합니다.

유전적으로 나타나는 탈모, 즉 이마부터 넓어지기 시작하는 전형적인 남성형 탈모(M자형 탈모라고도 합니다)의 경우 테스토스테론(testosterone)이라는 호르몬이 디히드로테스토스테론(dihydrotestostrone, DHT)이라는 다른 호르몬으로 변질되면 모발 성장에 필수적인 과정을 방해하게 되고 결과적으로 탈모가 진행됩니다. 그래서 처방용 전문의약품은 호르몬이 변화되는 과정을 막아주는 원리를 사용합니다.

탈모에 사용되는 일반의약품은 크게 바르는 약과 먹는 약으로 나눌 수 있습니다. 바르는 약은 '미녹시딜(minoxidil)' 성분이 가장 널리 쓰이는데, 혈관을 확장시켜 혈류량 증가로 발모를 촉진합니다. 탈모가 심하지 않거나 크게 넓지 않을 때 특히 효과를 볼 수 있습니다. 미녹시딜은 농도에 따라 3%, 5% 두 가지로 분류됩니다. 보통 3% 제품은 여성에게, 5% 제품은 남성에게 쓰는 것이 일반적이며, 코밑이나 구레나룻 등 원치 않는 부위에 털이 나는 것을 방지하기 위함입니다(증세가 심한 경우 여성에게도 5% 제품이 권고되기도 합니다).

먹는 약의 경우, 앞서 언급한 원형 탈모나 M자형 탈모보다는 확산성 탈모(여성형 탈모)에 판매 포인트가 맞춰져 있지만 실제로는 대부분의 탈모 증상에 응용할 수 있다고 보면 됩니다. 여성형 탈모는 남성들처럼 점점 모발이 가늘어지다가 솜털처럼 되고 수년 내지는 수십 년에 걸쳐서 본인이 느끼지 못할 정도로 매우 천천히 빠지는 것이 특징이며, 이마 부분보다는 머리의 정중앙 부분부터 모발이 점점 가늘어지면서 숱이 감소하고 가르마 너비가 차츰 증가할 때가 많습니다. 먹는 탈모증 치료제들은 모발 성장과 건강한 모발 유지에 필요한 영양소들인 효모, 아미노산, 케라틴 등의 복합 성분으로 구성되어 있는데, 획기적으로 탈모를 치료한다기보다는 혈액순환을 통해 모발의 건강과 탄력에 도움을 줄 수 있는 영양제로 이해하는 것이 좋습니다.

우리 집에 필요한 **탈모약**

select 1. 바르는 탈모약은 최소 4개월 이상 사용

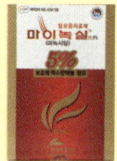

마이녹실액3%·5% (현대약품)
[주성분 : 미녹시딜]
동일성분제품 : 목시딜액(한미약품)

탈모 면적이 넓을 때는 스프레이, 좁을 때는 스포이드 형태로 사용하면 효과적입니다. 완전히 건조된 두피에 바르는데 4시간 정도는 머리를 감지 말아야 하며, 땀이 나는 운동은 피합니다.

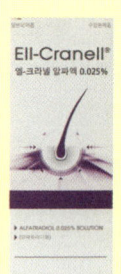

엘크라넬알파액 (갈데마코리아)
[주성분 : 알파트라디올]

남성호르몬이 과다해서 생기는 안드로겐성 탈모에 사용하며 직접적으로 발모작용을 나타내지는 않고 탈모유발물질의 생성을 억제하는 원리입니다. 미녹시딜 성분은 남성, <엘크라넬>은 정수리 부분에 탈모가 나타나는 여성에게 많이 이용되는 편입니다. 역시 꾸준한 사용이 필요합니다.

select 2. 먹는 탈모약은 모발에 대한 영양제 개념으로

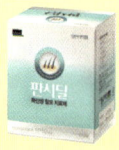

판시딜캡슐 (동국제약)
[주성분 : 약용효모 등 복합제제]
동일성분제품 : 판토가캅셀(후파르마), 마이녹실에스캡슐(현대약품)

모발 구성 성분인 단백질 및 영양공급원인 효모, 케라틴 및 여러 비타민 등을 공급하는 제품으로, 안전하고 장기적인 복용이 가능하며 머릿결 손상을 막아주고 탈모 부위가 넓어지는 것을 완화합니다.

비듬·지루성 피부염
샴푸만으로 비듬이 없어지지 않아요

비듬은 두피에서 건조된 각질이 벗겨져 떨어져 나오는 현상입니다. 남성의 경우 피지의 과다 분비, 여성의 경우 지나친 화장 내지는 폐경기 이후 생체 변화로 인해 나타나며, 두피에 존재하는 비듬균(pityrosporum ovale)이라는 효모균이 지나치게 증식하는 것도 비듬의 중요한 원인이 됩니다. 또한 스트레스, 불규칙한 생활, 과도한 땀 분비, 기름기 많은 음식 섭취, 음주 등이 비듬을 악화시킬 수 있습니다.

비듬인 줄 알고 비듬약을 썼는데도 약의 효과가 별로 없는 때가 있습니다. 비듬은 염증에 의한 질병이 아니라 생리적으로 나타나는 물질로, 어떠한 원인이 아닌 결과 증상에 불과하기 때문입니다. 이럴 때는 대부분 지루성 피부염인 경우가 많습니다. 얼굴, 겨드랑이 등 피지가 많이 분비되는 곳에 생기는 일종의 습진인데, 두피에는 비듬뿐만 아니라 지루성 피부염도 잘 발생할 수 있으므로 감별이 필요합니다. 비듬보다 증상이 심하며 각질이 더 빨리 떨어지게 되나 자가적으로 구분하기는 어려우므로 전문가의 판단이 필요합니다.

두피에 생기는 지루성 피부염 역시 비듬균이 관여하므로 비듬 및 지루성 피부염 모두 이 균에 대한 항진균제인 '케토코나졸(ketoconazole)', '시클로피록스(ciclopirox)' 성분의 샴푸를 사용합니다. 그리고 지루성 피부염은 필요에 따라 강한 염증약인 스테로이드를 처방받을 필요가 있습니다.

우리 집에 필요한 비듬·지루성 피부염 약

> **select.** 비듬 샴푸는 일주일에 2~3회 정도
>
> 머리를 너무 자주 감으면 두피가 건조해질 수 있으므로 낮 동안 쌓인 오염물을 씻어내도록 저녁에 한 번 정도 샴푸합니다. 증상이 아주 심하지 않는 한 비듬샴푸는 일주일에 2~3회 사용이 적당하고(진료 결과에 따라 매일 사용을 권유하는 경우도 있음) 비듬샴푸를 사용하지 않는 날은 일반 샴푸를 사용합니다.

강 → 효력 → 약

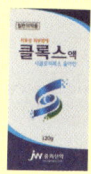

클록스액 (중외신약)
[주성분 : 시클로피록스]
동일성분제품 : 세비프록스액(GSK), 케이프록스액(한국콜마)

표피세포의 비정상적인 성장으로 인해 각질이 과다하게 발생하는 것을 억제하여 지루성 피부염에 효과를 나타냅니다.

니조랄액 (한국얀센)
[주성분 : 케토코나졸]
동일성분제품 : 나졸액(한미약품)

약이 충분한 효과를 나타내기 위해 손가락 끝으로 마사지하면서 5분 정도 기다렸다가 헹궈냅니다. 비듬 예방 목적으로도 사용하나 장기간 사용 시 내성이 생길 수 있습니다.

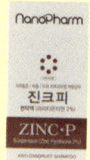

진크피현탁액 (나노팜)
[주성분 : 아연]

미네랄 성분으로 표피세포의 비정상적인 증식을 억제하며 마일드한 효과를 나타냅니다.

로푸록스겔 (한독)
[주성분 : 시클로피록스]

국소적으로만 증상이 있을 때, 머리 전체를 감을 필요 없이 특정 부위에 집중적으로 사용이 가능합니다. 일반적인 크림 타입은 두피보다는 모발에 잘 묻게 되는데, 이와 같은 겔 타입은 두피에 바르기 수월합니다.

5 PART
기타

불면증 | 불안·초조(우황청심원) | 혈액순환장애 | 심혈관계질환(아스피린) | 간기능 저하 | 고지혈증 | 비만 | 전립선질환 | 갱년기 | 질염 | 결석·방광염 | 임신·배란 진단 | 피임 | 육체피로 | 금연

불면증
숙면에는 천연 호르몬이 필요

불면증은 두통이나 감기처럼 많은 사람들이 흔하게 겪는 증상으로 그 자체가 특별한 질환이라고 할 수는 없습니다. 불면증은 다양한 원인으로 발생하므로 억지로 잠드는 것에만 치중하지 말고, 이유를 잘 살펴보고 그에 맞는 대처를 해야 합니다.

처방을 통한 수면제는 일시적인 불면증을 잠재우기에는 다소 도움이 될 수 있지만 약물에 대한 의존성 및 부작용이 심하므로 주의가 꼭 필요합니다. 이에 비해 약국에서 판매하는 불면증약은 직접적으로 잠을 오게 하는 것은 아니고 '독실아민(doxylamine)' 등 항히스타민제 성분이 졸음을 유발하는 원리를 사용하여 불면 시 수면을 유도하는 역할로 사용됩니다. 수면제에 비해 효과 및 부작용은 덜하지만 남용하게 되면 역시 의존성을 유발하고 약의 효과가 떨어지므로 자주 복용하는 것은 좋지 않습니다.

숙면에 도움이 되는 호르몬에는 멜라토닌(melatonin)과 트립토판

(tryptophane)이 대표적입니다. 멜라토닌은 그 자체가 수면에 중요한 역할을 하는 물질이고 트립토판은 멜라토닌의 재료가 되는 물질입니다. 평소 음식 섭취를 통해 숙면 관리를 하는 방법도 좋습니다. 멜라토닌 함량이 높은 음식은 귀리, 쌀, 생강, 토마토, 바나나, 붉은 상추 등이고 트립토판 함량이 높은 음식은 콩, 견과류, 치즈, 칠면조, 우유, 두부, 호박씨 등이 있습니다.

우리 집에 필요한 **수면유도제**

> **select.** 수면유도제는 꼭 필요한 경우만
>
> 병원에서 처방이 필요한 수면제는 신경전달물질의 작용을 직접적으로 조절하여 효과가 강력하지만 의존성 등의 부작용이 무척 심합니다. 이에 비해 약국에서 판매하는 수면유도제는 졸음을 유발하는 '항히스타민제'라는 약의 부작용을 역으로 이용하여 수면을 유도하는 원리입니다. 수면제보다는 덜하지만 구강 건조 및 심장 떨림, 의존성 등의 부작용 역시 간과할 수 없으므로 장기적인 복용은 금물입니다.

강 ← 효력 → 약

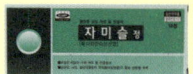

자미슬정 (태극제약)
[주성분 : 독실아민]
동일성분제품 : 아론정(알리코제약), 아졸정(알파제약)

신경과민 등으로 인해 불면 시 진정효과를 나타내고 수면 유도작용을 합니다. 작용 발현시간이 30분 이내로 빠른 편이며 두통을 완화하는 효과가 약간 있습니다. 장기 복용 시 효력이 낮아지는 편이고 복용량을 늘려도 큰 효과는 보지 못합니다.

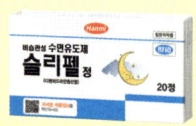

슬리펠정 (한미약품)
[주성분 : 디펜히드라민]
동일성분제품 : 디팩타민연질캡슐(알피코프)

직접적인 수면 역할보다는 성분 자체가 졸음이 오는 원리를 이용하여 비교적 효과는 약하나 부작용 빈도는 낮은 편입니다.

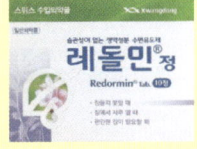

레돌민정 (광동제약)
[주성분 : 길초근]

길초근 등의 생약 성분 위주로 직접적으로 잠을 오게 하기보다는 생체수면리듬을 정상적으로 조절하는 데 도움을 줍니다. 부작용은 피부 알레르기 외에는 크게 알려져 있지 않습니다.

불안·초조(우황청심원)
마음을 다스리는 심장의 보약

갑자기 놀랄 일이 생기거나 뒷목이 당길 때 우황청심원을 가장 먼저 찾게 됩니다. 주된 약효는 심장의 열을 내리고 기혈을 보충해주는 것입니다. 즉 스트레스나 충격을 받으면 심장에 무리가 가고 빨리 뛰게 되는데, 그러면 심장의 기와 혈이 부족하게 됩니다. 이때 우황청심원은 심장에 작용하는 약물을 사용하여 심한 충격을 받았을 때 심장이 두근두근 뛰거나 혈압이 오르거나 뒷목이 땅기는 경우 기혈 보충을 도와줍니다.

우황청심원은 '우황'과 '사향'이 가장 주된 약재인데, 우황은 소의 담낭 속에 있는 물질로 정신을 안정시키고 담이 신체를 마비시키거나 정신을 어지럽힐 때 씁니다. 사향은 사향노루 수컷의 분비물로 막힌 것을 풀어주고 마음을 진정시키는 효과가 있습니다.

우황청심원은 그 종류가 무척 다양한데 먼저 원방과 변방으로 나누는 경우가 있습니다. 원방은 원전 처방 그대로 처방한 것으로 우황이나 사향의 함량이 많고, 변방은 원전의 처방을 변경하여 우황과 사향의 용량을 원래보다 적게 넣거나 다른 약으로 대체한 것을 뜻합니다. 주원료 중 하나인 사향의 종류에 따라서도 나눌 수 있는데, 천연사향(천연노루의 사향), 영묘향(사향고양이의 사향), 인조사향(인공으로 합성한 것으로 '무스콘'이라고 함) 중 어느 것을 썼느냐에 따라 그 품질과 가격이 달라질 수 있습니다.

우황청심원은 형태에 따라 마시는 타입인 액제와 씹어 먹는 환제가 있습니다. 액제가 빠른 효과를 나타내고 복용하기 편해 선호도가 훨씬 높습니다. 환제는 특유의 향으로 인해 복용감이 다소 불편하며 지속시간이 약간 긴 반면 효과가 다소 느리게 나타납니다.

우황청심원은 고혈압, 심계항진, 동맥경화 등 다소 중증에 사용하는 것이 원래 목적이었지만, 사실 모든 증상을 다 해결하는 만병통치약은 아니고 시대의 변화에 따라 그 역할이 많이 줄어들게 되었습니다. 최근에는 직장인이나 수험생 등 젊은 층에서 시험 및 발표 등에 대한 중압감을 덜고 스트레스를 완화해주는 심신안정제로 각광받고 있는데, 사람마다 반응이 다르므로 임박하기 전에 먼저 복용해보고 본인에게 어떤 느낌을 가져다주는지 체크해보는 것이 필요합니다.

우황청심원과 비슷한 한방약은?

우황청심원과 비슷해 보이면서도 구분해서 복용할 필요가 있는 몇 가지 한방약들이 있습니다. '천왕보심단' 제제와 '거풍지보단' 제제가 대표적입니다. 천왕보심단 제제는 우황청심원에 비해서는 열을 내리는 능력이나 기혈을 보충해주는 능력이 약하지만 몸이 허한 사람들이 가슴이 답답하고 잠을 못 자거나 불안, 초조할 때 도움을 받을 수 있습니다. 거풍지보단은 열을 내리는 작용이 더 강하며 기혈을 보하는 작용은 거의 없으므로 스트레스를 많이 받아서 머리가 깨질 듯이 아프거나 뒷목이 당길 때 사용하며 몸이 많이 허약한 사람에게는 사용하지 않습니다.

우리 집에 필요한 **우황청심원**

select. 제제·처방법·사향 종류에 따라 선택

제제	액제 효과가 빨리 나타나며 복용이 간편합니다.		환제 효과가 느리게 나타나는 반면 지속시간이 긴 편입니다.
처방법	원방 원전 처방 그대로 처방하여 주약재인 우황과 사향의 함량이 높아 더 좋은 효과를 기대할 수 있으며 가격이 고가입니다.		변방 주약재인 우황과 사향의 함량을 낮추어 그리 심하지 않은 증상에 경제적으로 복용할 수 있습니다.
사향 종류	천연사향 천연노루의 사향	영묘향 사향고양이의 사향	인조사향 인공으로 합성한 무스콘

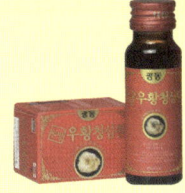

광동원방우황청심원현탁액 (광동제약)
[주성분 : 우황, 사향]
유사성분제품 : 용표원방우황청심원현탁액(익수제약), 솔표원방우황청심원액(조선무약)

원래의 효능은 고혈압, 뇌졸중, 심계항진 등으로 인해 가슴이 답답하고 어지러울 때 사용하는 것입니다. 스트레스 및 긴장을 완화하는 용도로도 많이 응용되는데 경우에 따라 가슴이 두근거리거나 심하게 졸음이 오는 등의 반응이 나타날 수 있습니다.

혈액순환장애
자신의 상태에 따라 구분해서 복용

날씨가 추울 때 손발이 차거나 몹시 시리는 등 혈액순환이 잘 되지 않는다고 느끼는 분이 많습니다. 우리의 혈액은 심장에서 출발하여 혈관을 따라 온몸을 이동한 후 다시 심장으로 돌아오게 됩니다. 그런데 혈관이나 심장, 혈액 중 어딘가에 이상이 생기면 혈액순환에 방해를 받게 되고 신체의 각 세포에 공급되어야 할 산소와 영양소의 양이 줄어들어 동맥경화, 고혈압 등 혈관과 관련된 질환에 직접적으로 영향을 주게 됩니다. 그러므로 혈액순환이 원활하지 않을 때는 원인을 잘 살펴보고 그에 맞게 제품을 선택해야 합니다.

최근에 가장 널리 사용되는 성분은 은행잎 제제입니다. 혈관이 약하면 수축과 이완 작용을 제대로 수행하지 못해 혈액이 원활히 이동하기 어려운데 은행잎 제제의 '깅고플라본' 성분은 혈관벽을 튼튼히 해주며 혈액이 끈끈해지지 않게 막아주는 역할을 합니다. 최근에는 말초순환 개선효과와 함께 어지러움, 이명 및 기억력 감퇴, 치매 예방 등의 두뇌와

==관계된 역할이 더 각광받고 있습니다.==

　심장 기능에 문제가 있을 때는 서양산사자 추출물 복합제가 응용됩니다. 서양산사자 추출물 복합제는 심장을 잘 뛰게 하는(강심작용) 주성분 서양산사자와 함께 말초혈관을 확장하고 몸을 덥혀주는 역할을 하는 은행잎, 마늘유, 멜리사엽 등의 생약 성분들이 복합되어 있습니다. 동맥경화, 심부전, 협심증 등으로 인해 수반되는 혈액순환장애 증상에 효과적이므로 젊은 분들보다는 대체적으로 고령자에 적합하며 몸이 차가운 분들에게 적용되는 경우가 많습니다.

은행잎 제제는 이렇게 복용해요!

은행잎 제제는 40mg, 80mg, 120mg 등 세 가지 용량으로 나뉩니다. 혈액순환장애와 이명에는 80mg 제품을 하루 두 번, 혹은 40mg 제품을 하루 세 번 복용하며, 두통이나 기억력 감퇴, 집중력 장애, 치매 예방 등 뇌기능 개선을 위해서는 복용량을 좀 더 늘려 120mg 제품을 하루 두 번, 혹은 80mg 제품을 하루 세 번 복용하는 것이 일반적인 용법입니다.

우리 집에 필요한 **혈액순환제**

select 1. 두뇌 쪽 혈액순환제는 은행잎 성분

은행잎 성분은 드물게 피부알레르기가 발생하는 것 외에는 큰 부작용이 없는 편이라서 혈액순환 개선 목적으로 가장 먼저 이용됩니다. 그리고 고혈압, 당뇨, 고지혈 등의 치료약물과 병용이 가능하고 장기간 복용에 따른 위험성이 거의 없는 것 또한 장점입니다.

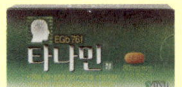

타나민정 (유유제약)
[주성분 : 은행엽엑스]
동일성분제품 : 기넥신에프정(SK), 써큐록신정(일동제약), 징코민정(목산제약)

생약 성분으로 부작용이 적고 기억력 감퇴 및 집중력 장애, 이명, 어지러움 등 주로 두뇌 쪽에 효과를 나타냅니다.

select 2. 심장 쪽 혈액순환제는 서양산사자 성분 또는 코엔자임큐텐

심장에 도움을 주는 성분으로는 의약품으로 서양산사자, 건강기능식품으로 코엔자임큐텐(coenzyme Q₁₀)이 대표적입니다. 이 중 코엔자임큐텐은 우리 몸의 생체반응에 꼭 필요한 보조효소로서 효소가 제 기능을 발휘할 수 있도록 도와주는 역할을 합니다. 음식으로는 섭취가 부족하고 나이가 들어감에 따라 감소하기 때문에 적절한 보충이 요구되며 심장 건강 및 혈압 감소에 도움을 줄 수 있습니다.

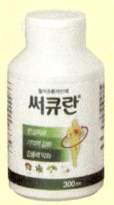

써큐란연질캡슐 (동아에스티)
[주성분 : 서양산사자]
동일성분제품 : 큐푸란연질캡슐(씨엠지제약), 써클란스연질캅셀(종근당)

말초순환에 도움을 주는 멜리사엽, 은행잎, 마늘유 등의 생약 성분과 함께 서양산사자가 심장 기능을 도와주어 혈액이 제대로 순환하지 못해 생기는 무기력, 피로, 흉부불쾌감 등의 증상을 완화시킵니다.

select 3. 손발이 찰 때는 비타민E 위주

혈액의 양과 질이 감소되었을 때는 철분제, 손발에 쥐가 잘 날 때는 마그네슘 제제, 손발이 지나치게 찰 때는 비타민E나 마늘유가 포함된 제품을 혈액순환제 용도로 고려해볼 수 있습니다.

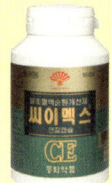

씨이멕스연질캅셀 (동화약품)
[주성분 : 비타민E]

말초 조직의 파괴를 막아주는 항산화제 영양소인 비타민E와 비타민C의 배합으로 평소 손발이 차거나 갱년기 때 나타나는 수족 저림, 수족냉증, 어깨·목 결림에 도움을 줍니다.

두리방연질캅셀 (초당약품)
[주성분 : 마늘유]

혈소판이 뭉치는 것을 막는 마늘유와 비타민E의 배합으로 혈액순환기능 및 말초혈행장애 개선에 도움을 줍니다.

심혈관계질환(아스피린)
심혈관계질환 예방용과 진통제용 아스피린은 달라요

　심근경색, 뇌졸중 등 돌연사 및 합병증을 유발하는 주범 중 하나는 혈전, 즉 혈관 속에서 피가 굳어진 덩어리입니다. 혈전을 예방하는 약 중에 아스피린이 있는데, 규칙적으로 아스피린을 복용하면 혈액 내 성분의 하나인 혈소판이 서로 엉겨 붙는 것을 방지하고 뇌졸중이나 심근경색을 예방하는 효과가 있다고 하여 최근 많은 각광을 받고 있습니다.

　아스피린은 진통제로도 잘 알려져 있는데, 제품 용량에 따라서 그 사용 목적이 다르기 때문에 한 알당 용량이 500mg 제품은 진통제, 100mg 제품은 심혈관계질환의 예방 목적임을 꼭 주지해야 합니다. 심장질환 가족력, 고혈압, 고콜레스테롤혈증, 비만, 당뇨 등 심혈관계에 위험인자가 있을 때 저용량 아스피린인 100mg 제품을 하루에 1회 복용하면 혈전이 증가하는 것을 다소 막아줍니다.

　혈압이나 콜레스테롤 등 혈관질환이 있는 경우에는 혈전 생성을 방지하는 비슷한 원리의 약이 이미 처방되었을 가능성도 있으므로 자신이 복용하는 약에 대한 확인이 필요합니다. 아스피린은 혈액 응고를 막기 때문에 수술 전이나 치과의 처치 시에는 전문의와 상담하여 복용을 일시 중단해야 합니다. 또, 장기 복용 시에는 속쓰림 등 위장에 큰 부담을 줄 수 있으며 다른 약물과 상호작용을 많이 나타내므로 가급적 전문가와 상의 후 복용 여부를 결정하는 것이 더 바람직합니다.

우리 집에 필요한 아스피린

select 1. 단기간 복용으로는 효과 보기 어려워

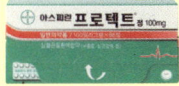

아스피린프로텍트정100mg (바이엘코리아)
[주성분 : 아스피린]
동일성분제품 : 아스트릭스캡슐100mg(보령바이오파마), 한미아스피린장용정100밀리그램(한미약품)

저용량 아스피린은 하루 한 알로 복용이 간편하며 비교적 저비용으로 장기간 복용이 가능해 인기가 높으나 위장장애 가능성이 높습니다. 그리고 정맥과 동맥 중 주로 동맥에만 작용하므로 모든 사람들에게서 효과를 나타내지는 못합니다.

select 2. 증상 발현 시에는 아스피린보다는 생약 성분 심장약이 우선

저용량 아스피린의 용도는 협심증, 뇌경색, 심근경색 등의 심혈관계질환이 있을 때 혈전이 생성되는 것을 막아주는 것이며 고혈압이나 가슴 통증 등 현재 나타나는 증상에 대해 직접적으로 작용을 나타내지는 않습니다. 심장이 좋지 않다고 느낄 땐 병의원에서 진료 및 처방이 필요하며 아스피린 대신 다음과 같이 혈액순환을 촉진하는 원리의 생약 성분 제품들이 증세 완화에 도움을 줄 수 있습니다.

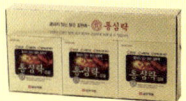

통심락캡슐 (일양약품)
[주성분 : 선퇴, 용뇌]

어혈을 제거하는 동물성 및 식물성 생약이 복합된 한방 제제로 협심증(흉부압박감 및 흉통), 혈전증(혈전성 뇌경색과 같이 혈전에 의해 혈관이 막힌 질환)에 혈액순환 개선 효과를 나타냅니다.

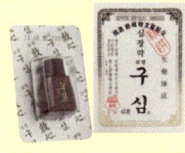

구심 (보령제약)
[주성분 : 섬수]

우황, 사향 및 심장기능을 높여주는 섬수(두꺼비의 분비물을 모은 약재) 등의 생약 성분으로 이루어져 있습니다. 가슴 두근거림(심계항진) 및 숨이 차는 증상에 사용하며 일시적인 효과를 나타냅니다.

심적환 (함소아제약)
[주성분 : 단삼]

심장근육에 산소와 영양을 공급하는 동맥인 관상동맥을 확장해 협심증을 완화하며 관상동맥경화, 고지혈증의 경감에 보조적인 역할을 합니다.

간기능 저하
UDCA 성분은 담즙이 쌓였을 때 효과적

간은 유해한 물질을 분해하는 해독 역할이 가장 중요합니다. 간의 기능이 떨어지면 몸에 노폐물이 쌓이고 영양분을 제대로 공급하기 힘들어져 피로가 쉽게 쌓이게 됩니다. 최근 간의 건강을 유지하는 데 각광을 받고 있는 '밀크시슬(milk thistle)'은 남유럽 지방이 원산지인 국화과 식물로 예부터 유럽에서 간장병의 민간약으로 사용되어왔습니다. 간세포의 재생 촉진 및 간의 해독기능을 도와주며 유해물질로부터 간세포를 보호하는 '실리마린(silymarin)'이 주성분입니다. 건강기능식품 및 의약품 양쪽으로 출시되고 있는데 의약품이 함량이 높은 편입니다.

다른 유명한 제품은 대중광고로 잘 알려진 '우르소데옥시콜산(ursodeoxycholic acid, UDCA)' 성분인데 담즙 분비를 촉진시키는 것이 주역할입니다. 간에서 분해된 유해물질은 담즙을 통해 담(쓸개)으로 보내지는데, 피로나 만성 질환으로 담즙이 분비가 잘 안 되거나 제대로 빠져나가지 못한다면 남아 있는 유해물질이 독으로 작용하게 됩니다. 대표적인 증상은 설태(혀가 분홍빛이 아니고 하얗거나 노랗게 태가 끼는 것), 구역감(양치할 때 메슥거림), 소화불량(담즙이 분비되지 않아 기름기가 제대로 분해되지 못함), 변비 등입니다. UDCA 성분은 이렇게 몸 안에 담즙이 쌓였을 때 나타나는 피로의 경감에 도움을 줄 수 있습니다.

우리 집에 필요한 간장약

select 1. 간 보호 영양제로는 실리마린 성분이 우선 권고

'실리마린'은 성분명이며, 건강기능식품으로는 원료 생약인 '밀크시슬', 의약품에는 생약의 학명인 '카르두스마리아누스엑스'로 표기되며 제품마다 함량이 다르므로 효능에 맞춰 선택 복용합니다. 실리마린 고함량 단독 제품, 간의 효소기능을 도와주고 피로회복에 도움이 되는 비타민B군을 복합한 제품, 이렇게 두 종류로 나뉘어 출시되고 있습니다.

고 → 저 (실리마린 함량)

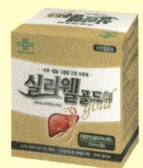

실리웰골드연질캡슐 (녹십자)
[주성분 : 카르두스마리아누스 350mg]
동일성분제품 : 리버골드파워350mg연질캡슐(대웅제약), 액티리버모닝연질캡슐(종근당)

실리마린 단일 성분으로, 기존 제품에 비해 함량을 높여 하루 한 번 복용으로 편의성을 갖추었습니다. 비타민은 포함되어 있지 않아 기존 영양제와 함께 복용할 수 있습니다.

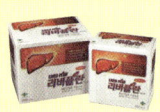

리버플란연질캡슐 (녹십자)
[주성분 : 카르두스마리아누스 200mg]
동일성분제품 : 액티리버골드연질캡슐(종근당), 실리메가연질캡슐(동화약품)

실리마린 성분과 더불어 간에 필요한 비타민 적당량을 배합하여 육체적인 피로회복에도 도움을 줍니다.

리버칸연질캡슐175mg (동화약품)
[주성분 : 카르두스마리아누스엑스 175mg]
동일성분제품 : 뉴마린연질캡슐175mg(한국유니온제약), 실리만연질캅셀140(한미약품)

실리마린 단일 성분이며 간질환 치료 시 보조제로 쓰이는 편입니다.

select 2. UDCA 성분은 함량에 따른 차이가 존재

<우루사>의 주성분인 UDCA(우르소데옥시콜산, ursodeoxycholic acid)는 간질환을 직접적으로 치료하기보다는 간에 부담을 주는 독소를 배출하는 원리로 간을 보호하는 쪽에 가깝습니다. UDCA의 함량에 따라 두 가지 제품군으로 나눠볼 수 있습니다.

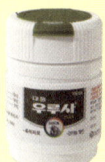

우루사연질캡슐 50mg (대웅제약)
[주성분 : 우르소데옥시콜산 50mg]
동일성분제품 : 쓸기담50밀리그람연질캅셀(삼성제약), 알파우루사연질캡슐(대웅제약)

담즙이 쌓여 나타나는 소화불량 및 권태 증상에 도움이 되며 일부 비타민이 포함되어 있어 육체적인 피로도 어느 정도 경감시켜줍니다. 일부 제품에서는 UDCA 함량을 좀 더 높여 출시하는 경우가 있습니다.

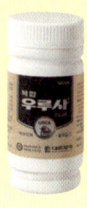

복합우루사연질캡슐 (대웅제약)
[주성분 : 우르소데옥시콜산 25mg]
동일성분제품 : 복합유디리버연질캡슐(유한양행), 복합쓸기담연질캅셀(삼성제약)

UDCA 성분을 줄인 대신 인삼, 타우린 등 강장 성분을 위주로 하여 피로회복제에 가깝습니다. 인삼이 포함되어 있어 체질에 맞지 않는 경우가 있습니다.

고지혈증

콜레스테롤 낮추는 데는 오메가3·감마리놀렌산

'콜레스테롤'이란 용어는 많이들 들어보셨죠? 쉽게 말하면 지방의 한 종류입니다. 식품으로 섭취하거나 몸에서 만들어지는데, 우리 몸 전반에 이용되기 위해 혈액을 타고 이동합니다. 그런데 콜레스테롤은 혈액에 녹지 않고 단백질과 지방이 결합한 형태로 덩어리를 형성하여 이동을 합니다. 혈액 중에 콜레스테롤 성분이 지나치게 높아지면 걸쭉한 성분이 쌓여서 혈관이 굳어지고 약해져서 동맥경화증을 유발할 수 있을 뿐만 아니라 딱딱하게 굳어 뭉친 상태인 혈전 덩어리가 혈관을 막아버리면 뇌경색, 협심증, 심근경색 등을 유발할 수 있으므로 혈중 콜레스테롤 농도를 잘 관찰해야 합니다.

콜레스테롤에는 종류가 여러 가지가 있는데 LDL과 HDL이 가장 대표적입니다. LDL(Low Density Lipoprotein)은 단백질보다 지방의 구성비율이 높은 나쁜 콜레스테롤, HDL(High Density Lipoprotein)은 지방보다 단백질의 구성비율이 높은 괜찮은 콜레스테롤로 이해하면 됩니다. 혈액 중에 있는 모든 콜레스테롤을 합쳤을 때 240mg/dl 이상으로 과다하게 존재하면 고지혈증 혹은 고콜레스테롤혈증이라 명칭합니다. 또한 혈액 중 총 콜레스테롤 수준이 200~239mg/dl일 때 경계수준으로 분류하며, 이 경우 음식 조절과 운동요법을 통해 정상 콜레스테롤 수준을 유지하도록 노력해야 합니다.

[건강한 콜레스테롤 기준]

총 콜레스테롤(mg/dl)	분류	대응 방법
200 미만	정상	정기적인 검사
200~239	경계 수준	음식 조절 및 운동요법 필요
240 이상	고위험군	음식 조절 및 약물요법 필요

콜레스테롤을 낮추는 데는 처방용 약이 가장 효과가 빠른데, 건강기능식품으로도 레시틴, 대두단백, 식물스테롤, 홍국(紅麴), 키토산, 오메가3(omega-3) 등 여러 성분들이 사용되고 있습니다. 그중 가장 대표적인 것은 '오메가3'와 '감마리놀렌산'입니다.

오메가3의 주성분인 EPA 및 DHA는 간에서 중성지방이 합성되는 것을 억제하여 콜레스테롤 수치를 감소시키며 혈액응고작용 및 혈전용해작용에 관여해서 혈액이 원활히 흐르는 데 큰 도움을 줍니다. 감마리놀렌산(γ-linolenic acid)은 우리 몸에 꼭 필요한 필수지방으로, 체내에서 중요한 생리활성을 가지는 프로스타글란딘을 생성하는 데 기초가 됩니다. 프로스타글란딘은 인체 내의 모든 기관을 조정하는 호르몬 유사물질로, 필요할 때마다 체내 모든 기관과 각 세포에서 생성되어 생리활성을 나타낼 수 있으므로 '국소호르몬(local hormones)'이라 불리기도 합니다. 감마리놀렌산은 오메가3와 유사하게 콜레스테롤 및 혈행 개선에 도움을 주며 달맞이꽃 종자유, 보라지 종자유 등에서 얻어집니다.

우리 집에 필요한 고지혈증약

> **select.** 콜레스테롤 수치가 높으면 처방약이 효과적
>
> 대부분의 고지혈증약은 처방약으로 분류되어 있고 일반의약품의 종류 및 효과는 다소 제한적입니다. 아직 처방의약품을 복용할 정도가 아닌 경계 및 주의 수준인 경우에 고려합니다.

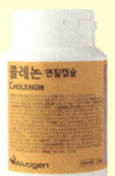

콜레논연질캡슐 (드림파마)
[주성분 : 홍화유]

국화과에 속하는 홍화 열매에서 추출한 기름이 주성분이며, 혈액을 잘 흐르게 하는 리놀렌산이 풍부하여 콜레스테롤 과다로 인한 동맥경화 예방 및 비만 증상에 응용되고 있습니다.

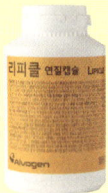

리피클연질캅셀 (드림파마)
[주성분 : 콩기름불검화물]
동일성분제품 : 콜다운연질캅셀(대한뉴팜), 판테롤연질캡슐(씨트리)

콜레스테롤의 배설을 촉진한다고 알려진 콩기름 가공 성분 및 비타민의 복합 제품으로 고콜레스테롤로 인한 손발 냉증·저림에 응용됩니다.

비만
운동과 식생활 관리가 최고의 비만약

비만은 인체에 체지방이 과다한 상태를 뜻하는데, 합병증으로 심혈관계질환(고혈압, 고지혈증, 심장병, 대사증후군), 당뇨병, 지방간, 담석, 관절염 등이 동반될 수 있기 때문에 어떤 질병으로 인한 2차적인 비만이 아닌 단순한 음식 섭취 과다로 인해 생긴 비만이라면 운동과 식습관의 개선으로 관리를 해야 합니다.

사실 약물로 살을 빼겠다는 것은 좋은 생각이라고 보기 어렵습니다. 시중에 많은 약들이 나오고 있는데, 먼저 비만클리닉에서 처방하는 약은 '펜터민(phentermine)', '펜디메트라진(phendimetrazine)'이라는 식욕억제제 성분이 주가 되며, 이 약들은 향정신성의약품에 속하는 분류로 중추신경계에 작용해 오·남용 및 의존성의 우려가 있으므로 지나친 복용을 피해야 합니다.

건강기능식품 중에서 가장 잘 알려진 것으로는 축적된 지방을 분해하는 '공액리놀렌산(CLA)'과 탄수화물이 지방으로 합성되는 것을 억제하는 '가르시니아 캄보지아 추출물(HCA)'이 대표적이며, 약국에서는 '방풍통성산'이라는 한방약 성분의 제품이 출시되고 있으나 모든 사람에게 드라마틱한 효과를 기대하기는 어렵습니다.

우리 집에 필요한 **비만약**

> **select.** 약은 보조적인 수단으로 이해
>
> 무수히 많은 제품이 출시되어 있지만 그 어느 제품도 비만에 드라마틱한 효과를 보기는 어렵습니다. 비만클리닉 등에서 처방되는 경우를 살펴보더라도, 약이 한두 가지 종류에 머물지 않고 무척 여러 종류로 복합될 때가 많은 것처럼 어느 특정 제품이 모두에게 효과를 나타내기에는 힘들다고 보는 편이 좋겠습니다.

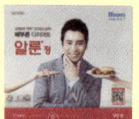

알룬정 (휴온스)
[주성분 : 알긴산]

미역이나 다시마에 포함된 식이섬유 성분인 알긴산은 물을 끌어들여 팽창하는 작용이 있습니다. 이 원리로, 제품을 섭취하면 몸속에서 부피가 증가해 포만감을 높이고 입맛 및 음식섭취량을 감소시킵니다.

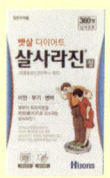

살사라진정 (휴온스)
[주성분 : 방풍통성산]
동일성분제품 : 씨라인정(광동제약), 라인선정(한국신약)

한방 성분으로 지방의 분해 및 연소를 돕는데, 체질에 따라 반응이 다를 수 있습니다. 복부에 피하지방이 많고 변비 증상이 있을 때, 식욕이 좋고 건장한 체격일 때 가장 확률이 높습니다.

전립선질환
전립선비대증은 호르몬 불균형이 원인

중장년 남성에게 발생하는 비뇨기 증상 중 가장 흔한 것이 전립선질환입니다. 전립선은 요도 주위를 둘러싸고 있고 방광의 출구 가까이에 위치한 기관인데 나이가 들어가면서 점차 비대해져서 요도와 방광을 압박하여 소변이 자주 마렵거나 배뇨 시 불편함, 잔뇨감, 밤에 화장실을 자주 가는 등의 증상을 일으키게 됩니다. 전립선비대증은 진료 결과에 따라 요도, 방광, 전립선 등에 따른 약품 선택이 필요하여 처방의약품이 주를 이루나 최근에는 생약 제제를 이용한 대체요법이 점점 호응을 얻고 있습니다.

전립선 건강을 위한 건강기능식품은 '쏘팔메토(saw palmetto, 톱야자)'가 대표적이며, 주성분은 지방산의 일종인 '로르산(lauric acid)'입니다. 나이가 들면서 남성호르몬인 테스토스테론이 디하이드로테스토스테론(DHT)이라는 물질로 변화되는데, 이 DHT는 전립선을 커지게 만듭니다. 이때 로르산이 변화 과정을 막아주는 역할을 하나 의약품에 비해 효과는 적으며 이미 확장된 전립선의 크기에 미치는 영향은 미미합니다.
전립선에 가장 탁월한 효능을 지니는 영양소는 아연이기 때문에 아연이 포함된 항산화 비타민제를 복용하는 것도 하나의 방법입니다.

우리 집에 필요한 **전립선약**

> **select.** 완치 기대 대신 증상 완화로 이해
>
> 전립선에 대한 증상은 병원에서 처방하는 약이 가장 효과적이며 시판되는 약은 단독으로 복용 시 크게 효과를 보기 어려울 때가 많으므로 보조적인 역할로 이해하는 것이 좋습니다.

쎄닐톤정 (동구제약)
[주성분 : 세니틴]

호밀 화분 추출물로 전립선 비대로 인한 배뇨곤란이나 빈뇨, 잔뇨 등 불편한 증상을 경감시키는 데 일부 도움을 주며 항염증 작용을 나타내어 만성 전립선염·방광염에 사용합니다.

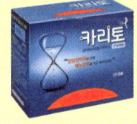

카리토연질캡슐 (일동제약)
[주성분 : 쿠쿠르비트종자유]

독일산 호박씨에서 추출한 성분 및 여러 성분이 포함되어 있어 전립선에 대한 항산화작용을 합니다. 잔뇨감, 빈뇨 등의 증상에 도움을 주며, 특히 밤 중 소변이 마려운 증상을 감소시켜 편안한 수면을 돕습니다.

건강기능식품
전립소쏘팔메토500mg (CJ)
[주성분 : 쏘팔메토]

'톱야자'라는 쏘팔메토 열매에서 추출한 제품이 건강기능식품으로 출시되고 있는데, 기전은 아직 명확히 밝혀져 있지 않으나 로르산 등 열매 자체의 천연 생리활성물질들이 복합적으로 작용하여 과도한 호르몬을 제어하는 것으로 여겨집니다. 속쓰림이나 소화불량 등의 위장장애 가능성이 있어 복용 시 충분한 양의 물과 함께 섭취합니다.

갱년기
여성호르몬이 결핍되지 않도록 몸 상태를 잘 유지해야

여성은 평균 45~55세가 되면 안면홍조, 발한, 심계항진, 우울증, 수면장애 등의 각종 신체·심리적인 이상을 경험하게 되는데, 일명 '여성 갱년기 장애' 혹은 '여성 갱년기 증후군'이라고도 합니다. 이는 여성호르몬인 에스트로겐의 변화와 연관이 있으며 갱년기 기간이 길어지면 골다공증, 뇌졸중, 관상동맥질환 등의 만성 증상이 발생할 가능성 역시 높아집니다.

==갱년기 장애를 완화하기 위해서는 에스트로겐 유사물질을 투여함으로써 치료할 수 있습니다.== 그러나 갱년기 증상을 완화하기 위해 장기간 투여하는 합성호르몬은 질 출혈, 유방통 및 체중 증가의 부작용 및 자궁암, 유방암, 심혈관계 위험성이 따르는 것으로 보고되고 있어 비호르몬 약물, 즉 식물유래 여성호르몬에 대한 관심이 높아지고 있습니다.

승마(升麻)나 대두 등 천연물질에서 추출한 호르몬유사물질은 합성호르몬에 비해 훨씬 안전하기 때문에 최근 널리 이용되고 있습니다. 특히 '승마추출액(black cohosh)'이 가장 널리 이용되는데, 난소의 기능 저하로 인한 여성 갱년기 증후군, 난소적출술 후의 후유증, 월경전 증후군, 생리통 등 여성 신체 증상에 유효한 것으로 보고되었습니다. 그 원리는 천연호르몬과 비슷한 구조를 가진 호르몬을 섭취함으로써 증상의 개선에 일부 도움이 되는 것입니다.

우리 집에 필요한 갱년기약

select. 합성호르몬의 부작용이 우려될 때 고려

갱년기 장애를 완화하기 위해 여성호르몬인 에스트로겐과 구조적으로 유사한 합성호르몬이 처방약으로 널리 이용되고 있습니다. 그러나 효과가 뛰어난 반면 질 출혈, 유방통 및 체중 증가 등의 부작용이 발생할 가능성이 있어 천연 제품에 대한 관심이 증가되고 있습니다. 백수오, 달맞이꽃 등을 원료로 한 건강기능식품은 여성호르몬 생성에 간접적으로 도움을 줄 수 있는 데 비해 승마, 대두 등을 원료로 한 갱년기용 일반의약품은 주성분이 신체 호르몬과 유사한 화학구조를 지녀 직접적인 작용을 나타내므로 좀 더 효과적이라 하겠습니다. 다만 신체의 호르몬과 완전히 동일하지는 않으므로 근본적인 치유에는 한계가 있습니다.

레미페민정 (아주약품)
[주성분 : 승마추출액]
유사성분제품 : 지노큐에스정(진양제약)

승마는 한의학적으로 볼 때 몸의 열을 식혀주는 역할을 합니다. 얼굴이 달아오르거나 화끈거리는 등의 열감을 내린다고 볼 수 있으며 서양에서도 갱년기로 인한 수면장애, 홍조 등 여러 정신적·자율신경적 증상을 제어하는 천연 허브로 많이 사용되어왔습니다. 승마는 간에 무리를 줄 가능성이 있으므로 간이 좋지 않은 경우 주의가 필요합니다.

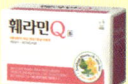

훼라민큐정 (동국제약)
[주성분 : 승마추출액 등 복합제제]
동일성분제품 : 지노플러스정(진양제약)

폐경기 때 나타나는 발한, 홍조 등의 증상에 효과를 나타내는 승마추출액에 더불어 항우울 효과를 나타내는 히페리시(st. John's wort) 두 가지가 포함되어 신체적 증상뿐 아니라 심리적인 증상에도 도움을 줄 수 있습니다.

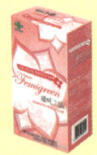

훼미그린정 (녹십자)
[주성분 : 레드클로버]
동일성분제품 : 클로미단정(서울제약)

콩과에 속하는 레드클로버(red clover, 붉은토끼풀)라는 식물에서 추출한 제품으로 여성호르몬과 유사한 구조를 가진 이소플라본이 함유되어 있습니다. 홍조, 감정기복으로 인한 화, 초조, 흥분, 불면증 등의 갱년기 증상에 응용됩니다. 특히 안면홍조 완화에 빠른 효과를 나타냅니다. 승마제제와 그 효과는 비슷하며 심혈관계질환 보호의 역할은 좀 더 나은 것으로 알려져 있습니다.

질염
청결하게 약산성 환경을 유지하는 것이 중요

여성분들의 경우 냉·대하가 생기거나 색깔이 비친다, 냄새가 난다, 가렵다, 소변 시 아프다 등 여러 증상이 동반될 때 뭔가 큰 이상이 있는지 걱정하게 됩니다.

여성의 질에는 대장균, 연쇄상구균, 유산간균 등 다양한 종류의 세균이 존재하는데, 그중 유산간균은 유산을 만들어서 적정한 산도인 약산성을 유지해주기 때문에 외부로부터 침입하는 병균을 막는 역할을 합니다. 대부분의 세균은 산성 환경을 싫어하고 알칼리성 환경을 좋아하기 때문입니다. 평소에는 우리 몸의 자연치유력으로 조절하고 있지만 내외적인 환경 변화가 생기거나 컨디션이 나빠지면 세균이 번식하기 쉬운 환경이 됩니다. 이때 냉·대하라는 분비물이 나오게 되고 가려움, 작열감, 악취, 분비물의 색상 변화 및 양이 증가하는 증상을 보입니다.

이렇게 질에 염증이 생긴 상태를 질염이라 하는데 세균, 곰팡이, 원충 등 병원성 미생물에 감염되어서 생기는 경우가 가장 흔하기 때문에 질정이나 세정제를 사용하여 치료합니다. ==의약품으로 분류된 질정이나 세정제는 균 자체에 대한 직접적인 살균 및 소독 역할을 하며, 의약외품이나 화장품류의 세정제는 질내 산성도를 정상적으로 유지하는 것이 주목적입니다.==

폐경기 여성에서는 감염이 원인이 아니라 호르몬 변화로 인한 위축성 질염이 나타날 수 있는데, 이때는 위와 달리 호르몬 성분의 크림 또는 좌제 등을 처방받아 사용하는 것이 효과적입니다.

우리 집에 필요한 **질염약**

> **select 1.** 바깥쪽이 가려울 때는 질정과 연고를 병용
>
> 외음부가 가려울 때는 질정 사용과 더불어 연고 병용이 필요합니다. 이때 일반적인 습진연고보다는 염증을 일으키는 주요 원인인 칸디다균에 대한 살균작용을 나타내는 항진균제 성분이 포함된 연고를 바르는 것이 더 효과적입니다. 곰팡이의 일종인 칸디다균은 평소 질에 소량 존재하는데 면역이 떨어지거나 습한 환경이 지속될 때 과다 번식하게 됩니다.

질정

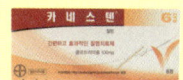

카네스텐질정 (바이엘코리아)
[주성분 : 클로트리마졸]
동일성분제품 : 코마단질정100mg(크라운제약), 카네마졸질정(동광제약)

질염을 일으키는 여러 병원체 중 가장 흔한 종류인 칸디다, 트리코모나스로 인해 발생되었을 때 사용하며, 세균이나 건조로 인한 원인에는 효과를 보기 어려우므로 호전이 없는 경우 전문적인 진료를 요합니다. 일주일 동안 매일 취침 시 사용하는 제품과 함량을 높여 단 1회 사용하는 제품 두 종류가 있는데 전자가 좀 더 효과가 나은 편입니다.

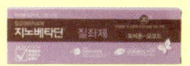

지노베타딘질좌제 (씨트리)   **세나서트2mg질정** (드림파마)
[주성분 : 포비돈요오드]   [주성분 : 벤제토늄]

살균 위주의 성분으로 효과는 그리 강하지 않으나 여러 종류의 질염에 광범위하게 응용할 수 있습니다.

연고

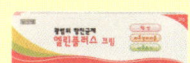

엘린플러스크림 (태극제약)
[주성분 : 클로트리마졸]
동일성분제품 : 하이트리크림(한국콜마), 카네스텐플러스크림(바이엘코리아)

칸디다균, 효모균, 트리코모나스 등 여러 진균류에 광범위하게 작용하는 항진균제 '클로트리마졸'과 스테로이드 성분인 '히드로코르티손' 두 가지가 복합되어 염증과 가려움을 동시에 완화합니다.

select 2. 세정제 병용으로 질내 환경 개선

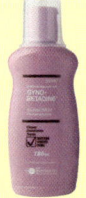

지노베타딘질세정액 (먼디파마)
[주성분 : 포비돈]
동일성분제품 : 포타로제액(삼일제약)

주성분인 포비돈요오드가 세균, 바이러스, 진균 등에 광범위하게 살균효과를 나타내고 약산성을 띠고 있으므로 질내 정상세균총 및 산도 균형에 영향을 미치지 않고 뒷물에 사용할 수 있습니다.

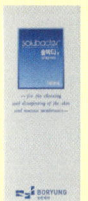

솔박타액 (보령제약)
[주성분 : 트리클로카르반]

피부 및 점막 소독의 목적으로 사용되는 살균 성분으로, 여성청결제 용도 외에 아기와 남성도 피부의 세균감염 시 세척 목적으로 사용 가능한 세정제입니다.

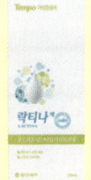

의약외품
락티나유액 (동아에스티)
[주성분 : 젖산]

의약외품으로 여러 세정제들이 나오고 있는데, 직접적으로 염증을 가라앉히기보다는 주성분인 젖산(유산, lactic acid) 등 약산성 성분을 통해 질내 산도를 유지시킵니다. 평소에 청결 유지를 원할 때 예방 차원으로 사용합니다.

결석·방광염
소변을 참으면 방광 내에 세균이 번식하기 쉬워요

소변은 신장에서 만들어지고 요관을 통과한 다음 방광에 모이고 다시 요도를 통해 몸 밖으로 배출됩니다. 즉 신장→요관→방광→요도를 통한 과정을 거치는데, 이렇게 소변이 다니는 길을 요로(尿路)라고 부릅니다. 이 요로에 결석이 생기면 소변의 흐름을 방해하고 통증을 일으킬 수 있습니다.

결석의 종류에는 여러 가지가 있는데 가장 흔한 것이 뇨 중의 수산이 증가해 칼슘과 결합해 만들어진 수산 칼슘(oxalate calcium)입니다. 크기에 따라 시술로 빼내는 방법이 가장 많이 행해지며 재발이 잘 되는 편이므로 관리가 중요합니다. 가장 필요한 것은 물의 올바른 섭취입니다. 물을 많이 보충해야 체내의 소변 농도가 묽어져서 결석 생성을 방지하며, 요량이 늘어날수록 소변의 배출이 좀 더 많이 이루어지므로 재발 방지에 도움이 됩니다. 수산이 칼슘과 결합해서 발생하는 결과물이 결석이기 때문에 시금치, 초콜릿, 땅콩, 녹차 등 수산이 많은 음식은 가급적 피하는 것이 바람직합니다.

여성은 방광염에 걸리기 쉬운데, 생리구조상 소변이 빠져나가지 못하고 세균이 번식해 요로감염을 일으킬 가능성이 높아지기 때문입니다. 소변을 자주 보고 싶은 증상을 '오줌소태'라고 하는데, 가장 흔한 원인이 방광염이기 때문에 같은 의미로 지칭하는 경우가 많습니다. 치료와 더불어 청바지, 거들, 팬티스타킹 등 압박을 주는 의류를 피하는 것이 좋습니다.

우리 집에 필요한 결석·방광염 약

> **select.** 효과가 제한적이므로 가급적 진료 후 처방
>
> 방광염 및 신장염에 대한 일반약이 몇 종류 출시되긴 하지만 가급적 세균검사를 통해 확인하거나 결석, 당뇨 등 유사한 증상을 가진 다른 질환은 아닌지 확인이 필요합니다.

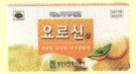

요로신정 (정우신약)
[주성분 : 연교]

유사성분제품 : 유로펜정(한풍제약), 요비신정(아이월드제약)

여러 생약이 복합된 한방 제제로 주로 방광염이나 요도염에 많이 사용됩니다. 또한 이뇨 역할을 하는 한약재들이 포함되어 있어 부종, 신장병에 응용이 가능합니다. 모든 경우에 듣는 것은 아니므로 복용 후 상태가 호전되지 않으면 병원에서 진료를 받는 것이 좋습니다.

네프리스에스정 (우리들제약)
[주성분 : 오노니디스]

동일성분제품 : 유로민정(신풍제약), 솔시폰정(바이넥스)

위의 한방약과 비슷한 원리로 신장, 방광에 도움을 준다는 허브들의 복합 성분입니다. 방광염 및 신장염, 방광 및 신장 결석 시 치료 보조 역할을 합니다.

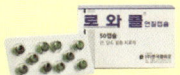

로와콜연질캅셀 (한국팜비오)
[주성분 : 시네올]

신장 및 방광에 작용하는 여러 성분들의 조합을 통해 신장염, 급·만성 방광염에 효과를 나타내며, 특히 담석을 용해하는 작용이 있어 결석을 예방하는 쪽으로 응용되고 있습니다.

임신·배란 진단
생리예정일이 지난 후에 테스트하세요

임신테스트기는 수정란이 자궁에 착상할 때 나오는 호르몬인 융모성 선자극호르몬(Human Chorionic Gonadotropin, HCG)의 유무를 감지하는 것이며, 소변을 적셨을 때 표시선의 유무로 임신을 판별하게 됩니다. <mark>소변에 포함된 호르몬의 양이 극히 미미하므로 정확한 판별이 가능하도록 소변을 흡수하는 부분에 5초 이상 충분히 적시도록 합니다.</mark> 정자와 난자가 만나 착상이 이루어지기까지 약 일주일 정도 걸리므로 측정하는 시기는 관계 후 일주일이 지나야 합니다. 또한 생리예정일 이전에는 호르몬 농도가 낮으므로 생리예정일 이후에 측정하는 것이 정확합니다.

임신과 관계된 대표적인 여성호르몬은 난포호르몬인 에스트로겐과 황체호르몬인 프로게스테론이 있습니다. 에스트로겐은 세포분열을 촉진해 세포 수를 늘리는 역할을 하고 배란일 전에 점점 분비가 상승됩니다. 배란이 지나면 난포가 황체로 바뀌고 황체호르몬인 프로게스테론이 분비되어 에스트로겐으로 인해 세포가 지나치게 증식되는 것을 막아줍니다. 황체호르몬이 생기기 직전에 난포를 황체로 바꾸고 배란을 유발하는 황체형성호르몬(Luteinizing Hormone, LH)이 최고조에 이르는 때가 배란일, 즉 난자가 나와 임신이 가능한 시점입니다.

배란진단시약은 여성의 배란 기간을 예상하기 위해 소변에 있는 황체형성호르몬의 유무 및 대략적인 양을 측정하는 원리입니다. 임신테스트기보다는 판정에 오류가 많은 편이라 기초체온법을 같이 이용하는 것이 좋습니다.

기초체온법

배란일은 사람에 따라 조금씩 다르지만 보통 생리 시작 후 14일 전후에 배란이 시작됩니다. 배란 기간을 알아보기 위한 기초체온법은 '부인용 체온계'라 부르는 여성용 전자 구강체온계를 사용하여 아침 기상과 동시에 설하(혀 밑)의 체온을 측정하는 방법입니다. 이때 몸을 최대한 움직이지 않습니다.

기초체온표를 매일 작성해보면 생리 첫날부터 14일간은 대체로 체온이 낮은 편인 저온기, 그 이후 14일은 대체로 체온이 높은 편인 고온기로 구분되는 것을 알 수 있습니다. 수개월 동안 기초체온표를 작성해보면 그 기간을 더 정확히 분별할 수 있으며, 저온기가 계속되다가 고온기로 옮겨가기 전, 체온이 약 0.5도 이상 뚝 떨어지는 날이 배란일의 시작입니다.

우리 집에 필요한 임신·배란 진단시약

임신진단시약

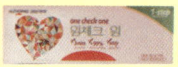

의료기기

원체크원 (일동제약)

유사성분제품 : 바로테스트(현대약품), 그린스틱(녹십자MS), 아이캔테스트HCG(대화제약)

소변을 묻혔을 때 표시선의 유무로 임신을 판별하게 됩니다. 표시선이 2개 있는데, 임신일 때는 선이 2개 모두 뚜렷이 나타나며 임신이 아닐 때는 선이 하나만 나타납니다. 이 선은 5분 내에 뚜렷이 나타날 때만 의미가 있으며, 시간이 지날수록 양쪽으로 희미하게 나타나서 판별이 곤란해집니다. 생리예정일 이후부터 정확한 측정이 가능하며 생리예정일 이전에 검사할 경우에는 가장 진할 때인 아침 첫 소변을 사용해야 더 명확한 결과를 얻을 수 있습니다. 선이 희미하게 나타나는 것은 관계 7일 후부터 생리예정일 이전에 검사할 경우 호르몬 양이 아직 적기 때문일 가능성이 많으므로 3일 후 진단 과정을 반복합니다.

배란진단시약

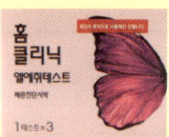

의료기기

홈클리닉배란진단시약 (제이알피)

유사성분제품 : 제네디아엘에취래피드(녹십자MS), 비포배란진단키트(휴마시스)

소변 중 황체형성호르몬의 유무를 확인하기 위해 생리 주기에 따라 검사시작일을 결정하여 양성반응이 나올 때까지 같은 시각에 매일 1회 검사합니다. 임신 테스트와는 달리 1회 사용만으로는 확인이 어려울 때가 있으므로 여러 키트가 포함되어 있습니다.

피임
경우가 다양하므로 반드시 설명서 숙지 후 복용해야

피임약은 임신과 관련된 호르몬인 에스트로겐 및 프로게스테론과 유사한 합성호르몬을 사용하여 우리의 몸이 배란을 억제할 만큼 호르몬이 충분히 분비된 상태로 여기게 하는 원리입니다. 일반의약품으로 시판되는 피임약은 대개 21정으로 구성되어 있는데, 매일 정해진 시간에 한 정씩 21일간 복용하고 일주일 동안 중단 후 다시 복용하는 방식입니다.

처음 복용 시 생리가 시작되는 첫째 날부터 복용을 시작하는 것이 일반적인데, 완전한 효과를 위해 복용 첫 7일 동안은 다른 피임 방법을 병행해야 합니다.

피임약은 위장장애를 일으키는 경우가 있습니다. 복용 후 3~4시간 이내 구토를 한다면 복용하지 않은 것으로 간주하여 다음 쪽의 약사의 팁(피임약 복용을 잊었을 경우)에 준해서 복용합니다. 피임약을 복용하는 첫 3개월 동안은 경미한 출혈이 나타날 수 있으며 그 이후에는 소실될 가능성이 많지만 3개월 이후에도 출혈이 지속되는 경우에는 전문가와 상의해야 합니다.

==피임약은 매우 많은 약물과 상호작용을 일으킬 수 있으므로 다른 약을 복용하고 있는 경우에는 전문가와 상담==해야 하며 비타민E와 동시 복용 시 혈전이 발생할 위험이 증가하므로 영양제를 복용하는 경우 비타민E 유무 확인이 필요합니다. 흡연 역시 혈전증 등 심각한 심혈관계 부작용을 일으킬 수 있으며, 특히 35세 이상에서 그 가능성이 더욱 높아지므로 피임약 복용 시에는 반드시 금연해야 합니다.

여행이나 수영 등의 이유로 인해 생리를 미룰 경우 예정일의 일주일 전부터 시작하여 일정한 시간에 한 정씩 복용하는 원리는 같으며, 미루기를 원하는 기간만큼 매일 복용합니다. 최대로는 두 번째 포장을 다 복용할 때까지 연장할 수 있는 것으로 알려져 있습니다(연장 기간 동안 생리외출혈인 파탄출혈 또는 점상출혈이 나타날 수 있습니다). 원하는 기간이 지나 복용을 중단하는 경우 며칠 내에 생리가 시작될 수 있고 7일간의 휴약 기간 후 약 복용을 정상적으로 다시 시작합니다.

처방전이 필요한 긴급피임약은 성교 후 최대한 빠른 시간 내에 복용할수록 효력이 높아지므로 가능한 빨리(12시간 이내 권장) 복용해야 하며 늦어도 72시간(3일) 이내에 복용하고 일반적인 피임법에 비해 피임 실패율이 높기 때문에 한시적 요법으로만 이용합니다.

피임약 복용을 잊었을 경우!

- 7일간 콘돔 등 다른 피임 방법 병용

1. 복용할 시간으로부터 12시간을 경과하지 않았을 때
- 생각나는 즉시 바로 한 알을 복용
- 이후 정해진 시간에 복용

2. 복용할 시간으로부터 12시간이 지났을 때
- 생각나는 즉시 바로 한 알을 복용
- 이후 정해진 시간에 복용
- 복용할 시간부터 24시간과 가깝다면 한꺼번에 두 알을 복용(잊은 한 알 + 정해진 시간)

3. 복용을 2회 잊었을 때
- 이틀 동안 한 번에 두 알씩 복용
- 이후 정해진 시간에 복용
※ 3주차라면 휴약기간이 가까워져 피임효과가 감소될 우려가 높으므로 현재 제품의 복용이 끝나고 휴약기간 없이 다음 포장 복용 시작

4. 복용을 3회 이상 잊었을 때
- 복용하던 포장은 중단
- 새로운 포장으로 다시 복용 시작

우리 집에 필요한 피임약

select. 먹는 피임약은 호르몬 함량에 차이가 존재

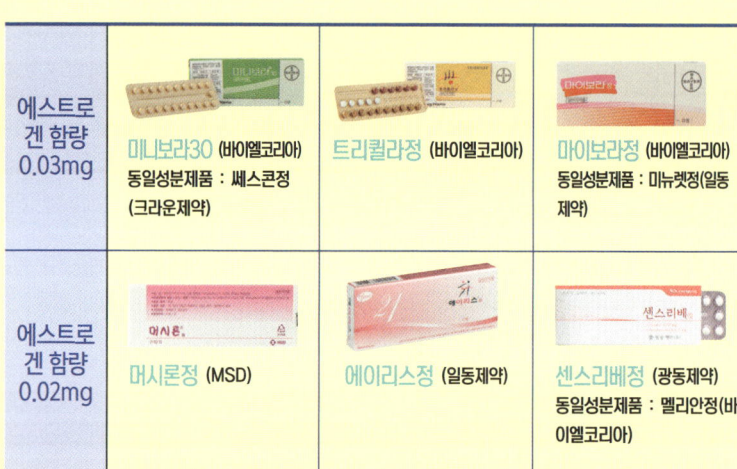

고 ← 에스트로겐 함량 및 부작용 → 저

| 에스트로겐 함량 0.03mg | 미니보라30 (바이엘코리아) 동일성분제품 : 쎄스콘정 (크라운제약) | 트리퀼라정 (바이엘코리아) | 마이보라정 (바이엘코리아) 동일성분제품 : 미뉴렛정(일동제약) |
| 에스트로겐 함량 0.02mg | 머시론정 (MSD) | 에이리스정 (일동제약) | 센스리베정 (광동제약) 동일성분제품 : 멜리안정(바이엘코리아) |

저 ← 프로게스테론 함량 및 효력 → 고

기타 피임약

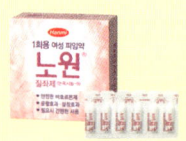

노원질좌제 (한미약품)
[주성분 : 노녹시놀]

정자세포의 활동을 억제하는 원리의 질좌제용 피임약으로, 매일 복용해야 하는 알약에 비해 간편하게 사용할 수 있으나 피임 확률은 낮은 편입니다. 질 및 직장에 대한 자극을 유발할 수 있고 사용 후 질세척을 피해야 합니다.

육체피로
피로회복에는 비타민B가 으뜸

　우리가 흔히 사용하는 피로회복제란 말은 사실 의학적 용어와는 거리가 멉니다. 피로의 원인이 여러 가지가 있는 데다 신체적·정신적·병리적인 면들이 복합된 증상이기 때문에 스스로 피로의 원인이 무엇인지에 대해 잘 알아보고 개선의 여지가 있다면 먼저 그 부분을 고쳐나갈 수 있도록 해야겠습니다. 스트레스를 줄이고 적당한 운동과 규칙적인 식습관을 유지하는 것, 건강검진 등으로 자신의 몸을 평소에 잘 관리하는 것이 무엇보다 중요하겠죠. 몸에 영양분을 공급하고 몸의 기능을 회복한다는 뜻의 자양강장제(滋養强壯劑)라는 표현이 피로회복제보다 더 적합한 용어이며, 각종 비타민, 미네랄, 아미노산 등이 주가 되는 성분입니다.

　특히 피로를 개선시키는 데 가장 중요한 영양소는 비타민 B_1·B_2·B_3, … B_{12} 등의 비타민B군입니다. 이 비타민B군은 각종 효소들의 활동을 활발하게 해주기 때문에 우리 몸에서 신진대사가 원활히 이루어지도록 커다란 역할을 담당하고 있습니다. 따라서 피로회복 목적을 위한 알약이나 드링크류 내지 각종 영양제들은 이 비타민B군이 가장 기본이 됩니다. 사실 각각의 영양소들이 모두 우리 몸에서 일정한 역할을 담당하고 있기 때문에 비타민B뿐만 아니라 다른 종류의 비타민과 각종 미네랄 등도 골고루 보충되는 것이 가장 좋습니다.

많은 종류의 드링크류에 카페인이 배합되어 있습니다. 카페인은 각성효과를 나타내 몸이 반짝 활력을 갖게 하고 잠도 덜 오게 하지만 그와 함께 가슴떨림, 불면, 오심, 구토, 두통 등의 여러 부작용을 가지게 되므로 오·남용을 피해야 합니다. 특히 시험, 운동경기를 앞두고 있거나 장시간 운전 등 집중이 필요한 경우에 일명 '에너지 드링크'를 찾는 경우가 많은데, 이들은 카페인 함량이 매우 높은 편이므로 주의가 필요합니다.

자양강장제, 이것만은 주의하세요!

- 자양강장제 음료는 1일 한 병 이상 마시지 마세요.
- 위·십이지장 궤양 등 위장병이 있을 때는 가급적 피하세요.
- 속쓰림이 나타날 수 있으므로 가급적 공복에는 복용하지 않습니다.
- 카페인의 이뇨작용으로 소변량이 많아질 수 있습니다.
- 피로회복에 쓰이는 성분 중 비타민B$_2$로 인해 소변 색이 진한 황색으로 나타날 수 있습니다.
- 불면을 유발할 수 있으므로 늦은 저녁 시간에는 복용을 피합니다.

우리 집에 필요한 **자양강장제**

select 1. 비타민을 통한 신체적 피로 경감

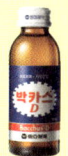

의약외품
박카스디액
(동아제약)

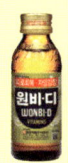

원비디액
(일양약품)

영진구론산바몬드액
(영진약품)

호르반내복액
(한림제약)

대부분의 피로회복제 드링크는 피로를 풀어주는 데 가장 탁월한 영양소인 비타민B 및 졸음을 쫓고 집중력에 도움을 주는 카페인을 위주로 하며, 근육의 피로를 덜어주는 '타우린', '카르니틴' 등의 아미노산, 그 외 인삼이나 로열젤리 등 여러 재료들을 적절히 혼합하여 출시됩니다. 각성작용을 나타내는 카페인을 함유하여 가장 빨리 효과를 나타내지만 한 번 혹은 하루 동안에 여러 병을 마시지 않도록 합니다.

select 2. 정신적 스트레스로 인한 피로

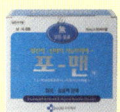

포맨액 (구주제약)
[주성분 : 아르기닌]
동일성분제품 : 맨파워액(롯데제약), 포스맨액(씨트리)

아미노산 '아르기닌'은 간세포를 파괴하는 암모니아를 중화시킵니다. 이 아르기닌이 주성분인 제품이며 주의력 향상 및 근육조직 강화의 기능도 있어 정신적·신체적으로 무력할 때 보조적으로 응용합니다.

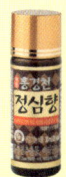

건강기능식품
홍경천정심향 (광동제약)
[주성분 : 홍경천추출물]

정신적 피로 해소에 도움을 줄 수 있는 약용식물인 홍경천과 에너지 생성에 도움을 주는 비타민B_2가 복합되어 스트레스가 가중될 때 유용합니다.

select 3. 등산, 김장 등 갑자기 무리했을 때

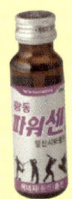

광동파워센액 (광동제약)
[주성분 : 시트룰린]
동일성분제품 : 큐라스텐액(대원제약), 머슬린액(중외제약)

아미노산 성분의 제품으로 피로를 유발시키는 독성 암모니아와 젖산을 배출하는 역할이 있어 휴식을 취하더라도 피로감이 쉽게 가시지 않는 때 응용해볼 수 있습니다. 또한 과도한 스포츠 활동 전후, 수술 후 회복기, 과중한 스트레스 등에 이용합니다.

금연
담배를 끊을 때 가장 중요한 건 의지

　담배연기에는 4,000여 종의 화학물질이 있는데, 이 중에 발암물질이 무려 70여 종류나 있다고 합니다. 니코틴, 벤젠, 페놀, 나프탈렌, 타르, 포름알데히드, 크롬, 비소, 나프틸아민, 비닐클로라이드 등 일일이 열거할 수 없을 만큼 담배에는 많은 유해물질이 있으며, 그중 가장 건강에 심각한 물질은 니코틴, 타르, 일산화탄소입니다. 니코틴은 혈압과 심장에 나쁜 영향을 미치고 고지혈증과 동맥경화를 유발합니다. 타르는 일종의 담뱃진으로 발암물질 덩어리이고 연기 중에 많이 함유되기 때문에 간접흡연의 주범입니다. 연탄가스 중독의 원인으로 잘 알려져 있던 일산화탄소는 혈액 속의 산소를 부족하게 만듭니다.

　금연을 하기 위해선 끊겠다는 마음의 의지가 가장 중요하며 담배에 대한 습관을 없애야 합니다. 사실, 담배를 끊는 일은 쉬운 일이 아닙니다. 따라서 약의 힘을 빌리는 니코틴 대체요법이 활발하게 시도되고 있습니다.

니코틴이 들어간 금연보조제로는 붙이는 패치제, 사탕형인 트로키, 씹는 형태의 껌 등이 있으며, 또한 병원이나 보건소에서 처방해서 복용하는 알약 형태의 금연약이 있습니다.

가장 흔하고 많이 쓰이는 패치제는 니코틴의 함량에 따라서 세 단계로 나뉘어 있습니다. 즉 니코틴이 가장 많이 들어 있는 제품, 그보다 적게 들어 있는 제품, 더 적게 들어 있는 제품이 있는데, 담배를 하루에 얼마나 피우느냐 혹은 몇 번째 시도하는 것이냐에 따라 선택을 달리해야 합니다. ==보통 처음 시도하거나 하루에 한 갑 이상 피우는 분이 금연을 시작하는 경우라면 니코틴이 가장 많이 들어 있는 제품부터 사용하며, 몸이 적응되면 용량을 낮추어갑니다.== 패치제는 작은 파스처럼 생겼는데 하루에 한 장씩 붙이고 매일 교체합니다. 붙일 때는 가급적 털이 없고 살이 많은 부분(엉덩이나 허벅지, 팔 안쪽 등)에 부착합니다.

껌 형태 역시 니코틴 성분을 넣어서 만든 것인데, 외국에서는 많이 사용하지만 니코틴 특유의 쓴맛이 심하고 씹고 난 후 입 안에 느낌이 많이 남아 국내에서는 호응이 낮은 편입니다. 그리고 좀 질긴 편이라 틀니나 보철 등을 착용하고 있는 경우에는 사용하기 어렵습니다. 껌은 담배를 피우고 싶은 생각이 들 때 씹어서 욕구를 감소시키는데, 이는 시간이 지나면서 서서히 몸이 니코틴 요구를 줄이게 하는 원리입니다.

트로키 역시 껌과 비슷한 원리로, 씹거나 삼키지 말고 약 30여 분 동안 천천히 녹여서 복용합니다. ==껌이나 트로키는 산성인 청량음료나 커피 등을 마시면 점막을 통한 니코틴의 흡수가 방해받을 수 있으니 유의합니다.==

약사의 TIP 니코틴 패치를 붙일 때는 이 점을 유의하세요!

니코틴은 심장과 위장에 영향을 주는 성분이기 때문에 심장이 뛰거나 속이 메스꺼울 수 있으므로 가급적 심장 부위를 멀리 피해서 붙여야 합니다. 한곳에 계속 붙이지 말고 부위를 계속 바꿔줘야 하며, 니코틴 자체 혹은 첨가 성분에 따라서 자극이 있을 수 있기 때문에 알레르기가 생기면 다른 부위에 붙이거나 다른 회사 제품으로 바꾸도록 합니다.

우리 집에 필요한 금연보조제

select 1. 금연 계획을 세웠다면 매일 꾸준하게 패치제 사용

붙이는 패치 형태의 금연약은 피부를 통해 소량의 니코틴을 공급함으로써 흡연에 대한 욕구를 줄입니다. 혈중 농도 중 니코틴이 감소되면 담배를 피우고 싶어지는데 패치 제제 부착 후 약 24시간 동안은 니코틴 농도가 일정하게 유지됩니다. 보통 금연 패치제는 니코틴의 함량에 따라 세 단계로 나뉘는데(니코틴 함량 : 1단계 > 2단계 > 3단계) 하루 한 갑 이상의 심한 흡연자가 금연할 때는 가장 높은 단계, 그 이하는 중간 단계부터 시작합니다. 제품명에 30, 20, 10 등의 숫자가 기재되어 있다면 하루에 피우는 담배 개비 수를 연상하면 됩니다. 즉 30은 담배를 하루에 20개비 이상 피울 때 니코틴 함량이 가장 높은 1단계, 20은 하루 20개비까지 피울 때의 2단계, 10은 금연 마지막 단계에서 니코틴 보충을 감소시킬 목적으로 3단계입니다.

피부발진이 생겨서 치료를 중단하는 경우가 있고, 다소 긴 과정 및 강한 흡연 욕구, 담배를 손에 쥐고 싶은 습관 등 다양한 이유로 인해 도중에 그만두는 경우가 많아 굳은 의지가 필요합니다. 니코틴 패치를 사용한 상태에서 담배를 피우게 되면 몸에 니코틴의 양이 너무 많아져 구토나 어지러움 등을 유발할 수 있으므로 흡연을 피해야 합니다.

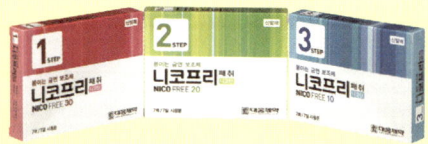

니코프리패취 (대웅제약)
[주성분 : 니코틴]
유사성분제품 : 니코스탑패취(한독), 니코틴엘TTS(GSK), 니코레트패취(존슨앤드존슨)

하루 한 갑 이상 담배를 피우는 경우 1단계-2단계-3단계 순서로 각 4주 동안 적용하고, 하루 한 갑 이하 담배를 피우는 경우 2단계 8주, 3단계 4주간 적용하는 것이 일반적인 용법입니다. 의지에 따라 정해진 주간보다 더 짧게 부착하여 전체적인 과정을 줄일 수 있으며, 금단 증상이 심한 기간에만 사용하기도 합니다.

> **select 2.** 담배를 너무 피우고 싶다면 껌으로 대신
>
> 패치제는 매일 꾸준히 붙이는 데 비해 껌은 흡연 충동이 있을 때만 사용합니다. 입에 넣는 형태라 흡연 욕구를 빠르게 잠재울 수 있고 피우는 습관 자체가 줄어들어 담배를 멀리하는 경우도 많은데, 그 과정이 쉽지만은 않습니다. 매운맛으로 인해 입 안이 자극되고 30분 정도 씹어야 하므로 턱이 아플 수 있습니다.

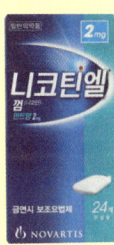

니코틴엘껌 (한국노바티스)
[주성분 : 니코틴]
동일성분제품 : 니코레트껌(존슨앤드존슨), 니코맨껌(새한제약), 니코엑스껌(대한뉴팜)

효과를 높이고 턱의 통증을 방지하기 위해 씹는 형태의 금연 껌은 천천히 씹어야 합니다. 보통 2mg, 4mg 두 가지 함량으로 구분되어 있으며 하루 20개비 이하를 피우는 흡연자는 2mg, 20개비를 초과하여 피우거나 2mg 용량으로 실패하였을 때는 4mg 용량을 사용합니다.

PART 6
영양제

종합영양제 I 비타민B I 비타민C I 비타민D I 항산화제 I 눈 영양제 I 칼슘 I 철분 I 홍삼·오메가3·유산균 I 임산부 영양제

종합영양제
비타민마다 그 역할이 달라요

에너지를 만드는 역할을 하는 단백질, 탄수화물, 지방과 함께 건강 유지를 위해 꼭 필요한 영양소인 비타민과 미네랄은 신체가 정상적인 생리기능을 하도록 도와줍니다. 비타민은 화학구조상 탄소원자가 포함되어 있어 유기물로 부르는 반면, 미네랄은 탄소원자가 포함되어 있지 않아 무기물 또는 무기질로 부릅니다. 비타민은 A, B, C, D, E, F, G, H, K, L, M, P, T, U의 14종에 이르며 미네랄은 칼슘, 마그네슘, 칼륨, 나트륨, 철, 아연, 셀레늄, 구리 등 약 100여 종류 이상이 알려져 있는데, ==가장 중요한 비타민은 A, B, C, D, E 다섯 가지, 가장 중요한 미네랄은 칼슘, 마그네슘, 철분, 아연, 셀레늄 다섯 가지로 이해하는 것이 제품 판별에 도움==이 됩니다.

비타민은 수용성과 지용성으로 나뉘는데, 물에 잘 녹는 수용성 비타민에는 B, C가 있고 기름에 잘 녹는 지용성 비타민에는 A, D, E가 있습니다. 물은 잘 마르지만 기름은 잘 마르지 않듯이 지용성 비타민이 수용성 비타민보다 몸에 더 오래 머무르고 축적된다는 상식도 많이 알려져 있지만 실제적으로 큰 의미는 없습니다. 모두 다 우리 몸에 꼭 필요한 비타민인 데다 과잉보다는 부족하기 쉬운 점을 더 신경 써야 하기 때문이죠.

이렇게 여러 가지 비타민과 미네랄 등의 영양소를 포함한 제품들을 영양제라 부릅니다. 특히 비타민 및 미네랄 중에서 5~20개 정도를 취합하여 제품화한 것이 종합영양제이며 영양분을 골고루 섭취하지 못할 때, 음식의 섭취량이 전반적으로 적은 경우, 인스턴트 음식의 과다 섭취나 다이어트 등으로 일부 영양소의 결핍 우려가 있을 때 등에 적합합니다.

종합영양제에는 여러 종류의 영양소가 골고루 포함되어 있으므로 간편하게 복용할 수 있고 가격도 크게 높지 않지만 제품이 워낙 다양하기 때문에 자신의 상황에 필요한 영양소는 적게 들어 있거나 빠져 있을 가능성도 많습니다. 특히 비타민C, 칼슘, 마그네슘은 높은 함량이 필요하나 종합영양제 한 알에 다 포함되기에는 어려워 필요한 만큼의 함량을 충족하지 못할 경우도 있습니다. 그러므로 앞서 언급한 중요 영양소들의 역할을 이해하고 제품에 얼마만큼 포함되어 있는지를 확인하는 것이 좋습니다. 즉 유명한 제품이라고 해서 반드시 나에게 뛰어난 효과를 보인다는 의미는 아니므로 나에게 지금 가장 필요한 영양소는 무엇인지를 먼저 확인하는 과정이 필요하며, 전문가에게 자문을 받는 것도 중요합니다.

[주요 영양소의 효능]

분류	종류	효능
비타민	비타민A	눈의 건강 유지, 항산화작용
	비타민B	피로회복, 구내염·근육통·관절통·신경통 완화
	비타민C	항산화작용, 피부 개선
	비타민D	칼슘 흡수를 도움, 면역 강화
	비타민E	혈액순환 개선, 항산화작용
미네랄	칼슘	뼈와 치아의 건강 유지, 신경과 근육 기능 유지
	마그네슘	스트레스 제거, 근육 긴장 완화, 칼슘 흡수를 도움
	철분	빈혈의 예방 및 치료, 에너지 생성
	아연	각종 호르몬 정상 유지, 항산화작용
	셀레늄	면역계 관여, 항산화작용

우리 집에 필요한 **종합영양제**

> **select 1.** 포함 성분의 개수와 함량 차이에 따라 선택
>
> 종합영양제는 제품이 워낙 다양하고 포함된 성분의 함량이 저마다 달라 직접적인 비교는 어려우므로 몇 가지 선택 포인트를 언급해보겠습니다(개인마다 차이가 있으므로 참고하시기 바랍니다).

대상	더 필요한 영양소
음식을 골고루 먹기 힘든 경우	최대한 많은 종류(15가지 이상)의 영양소
피로 및 스트레스가 심할 때	비타민B의 종류와 함량이 높은 제품
어지러움이 잦거나 매달 생리가 있는 여성	혈액 관련 영양소인 철분·비타민E 함유 제품
갱년기 이후 중년 여성	뼈 건강을 위한 비타민D·칼슘 포함 제품
고연령층 및 생활습관병(성인병) 우려 시	비타민C, 코엔자임Q 등 항산화제 포함 시 유용

센트룸어드밴스정 (화이자)

비타민과 미네랄이 골고루 갖춰진 일명 멀티비타민으로, 각 성분의 함량이 그리 높지 않습니다. 그렇기 때문에 특별한 증상의 개선보다는 우리 몸에 필요한 대부분의 영양소를 보충하는 데 의미가 있습니다. 나라별로 식생활이 달라 미국 내 판매 제품과 국내 정식수입품 간에 성분 함량의 차이가 존재합니다.

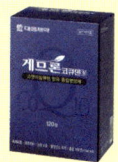

게므론코큐텐정 (대웅제약)

종합비타민에다 항산화제 코엔자임큐텐(coenzymeQ10)이 포함되어 있어 에너지 생성을 향상시켜 활동이 많은 사람에게 적당합니다. 타 제품에 비해 알약의 크기가 작아 학생 및 고연령층도 간편하게 복용할 수 있습니다.

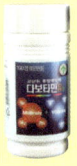

다보타민큐정 (유한양행)

비타민과 미네랄 함량이 타 제품에 비해 다소 낮지만 비용이 저렴한 편으로 경제적으로 유용합니다.

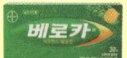

베로카퍼포먼스발포정 (바이엘)

물에 타서 마시는 발포정 형태로 복용이 편리하고 수분 섭취도 함께 할 수 있는 장점이 있습니다. 탄산 성분이 세포에서 약물을 흡수하는 공간을 넓혀서 흡수율을 높이고 흡수시간을 단축시키는데, 위장이 약한 경우 자극을 나타낼 수 있습니다.

하이비날골드정 (한독)

지용성 비타민인 A와 D가 배제되어 완전한 종합영양제라 부르긴 어렵지만 비타민B 함량을 높여 피로 및 통증을 완화하는 데 다소 효과적입니다.

select 2. 50세 이상과 여성용 종합비타민

50세 이상	여성
임팩타민실버정 (대웅제약) 아로나민실버정 (일동제약)	임팩타민우먼정 (대웅제약) 삐콤씨이브정 (유한양행)
센트룸실버어드밴스정 (화이자)	멀티큐텐디정 (고려제약)
항산화제 보강으로 건강 유지에 도움	비타민D 보강으로 뼈를 튼튼히 하는 데 도움

비타민B
피로회복과 통증 완화에는 비타민B가 으뜸

비타민B는 다른 비타민과 달리 하나로 이루어진 것이 아니고 B_1, B_2, …B_{17} 등 다양한 종류로 이루어진 모임입니다. 따라서 여러 비타민B들을 모아놓은 영양제를 비타민B 복합제제라고 하는데, 서로 협력할 때 더 좋은 효과를 나타내므로 사실 개별적으로 알아야 하거나 어느 하나를 따로 복용할 필요는 거의 없습니다.

비타민B 복합제제는 ⓐ 피로회복 ⓑ 신경통, 근육통, 관절통 등 각종 통증 완화 ⓒ 입병(구내염 등) 완화 이 세 가지에 아주 유용합니다. 즉, 피로회복에는 가장 탁월한 효능을 나타냅니다. 그리고 B_1, B_6, B_{12} 이 세 종류는 신경대사를 활발하게 하는 일명 '신경비타민'으로 신경통, 근육통, 관절통 등의 각종 통증을 완화시키고 당뇨 등의 대사 이상증상에 응용됩니다. 또한 비타민B는 피부 및 모발의 건강에 도움을 주므로 보충 시 구내염, 탈모 등에 좋은 효과를 발휘할 때가 많습니다.

최근에는 비타민B_2, 비타민B_6, 비타민B_{12}, 엽산 등의 비타민B들이 치매, 알츠하이머, 동맥경화, 심장병, 뇌졸중 등의 발생 가능성을 높이는 독성물질인 호모시스테인(homocystine)을 줄여준다고 해서 그 중요성과 선호도가 날로 높아지고 있습니다. 종합영양제에도 보통 다섯 종류 이상의 비타민B들이 포함되어 있지만 비타민B의 효과를 온전히 발휘하기엔 부족한 양이므로 위와 같은 증상엔 비타민B 성분 위주의 제품으로 복용하는 것이 더욱 효과적입니다.

우리 집에 필요한 **비타민B**

> **select.** 비타민B 이외의 성분 유무 확인
>
> 광고 등으로 우리가 익히 알고 있는 여러 제품들 중 몇 가지는 사실 종합영양제라기보다 비타민B군 제품에 가깝습니다. 즉 제품 하나만으로 모든 영양소를 고루 섭취하는 게 아닐 수도 있다는 점을 이해해야 합니다. 따라서 어떤 제품을 구매하겠다고 마음에 두더라도 비타민C, 비타민D 등 다른 영양소가 있는지 한번쯤 체크를 해보는 것이 좋습니다.

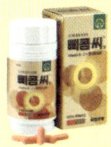

삐콤씨정 (유한양행)

비타민C가 고함량으로 포함되어 있어 기미, 주근깨 등 색소침착 완화에 도움을 줍니다. 아연, 셀레늄 등 항산화 성분을 보강한 <삐콤씨에이스정>, 철분과 비타민E를 보강한 <삐콤씨에프정>도 출시되고 있습니다.

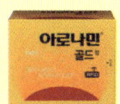

아로나민골드정 (일동제약)

몸 안에서 흡수 및 이용이 용이한 형태인 활성비타민을 사용하여 일반 영양제에 비해 효과를 더 느낀다는 경우가 많습니다. 대신 위장장애의 가능성이 높아집니다. 아연, 셀레늄 등의 항산화 성분을 추가하고 비타민C의 함량을 높인 <아로나민씨플러스정>, 눈에 필요한 비타민A 및 세포 변화를 막아주는 항산화제 성분을 추가한 <아로나민아이정>, 비타민B의 함량을 더 높인 <아로나민이엑스정>도 출시되고 있습니다.

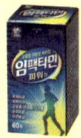

임팩타민파워정 (대웅제약)

이전 비타민B 복합제제에 비해 함량을 높이고 더 많은 종류의 비타민B군들을 포함하여 피로회복 및 통증 완화효과를 더욱 기대할 수 있는 제품입니다. 비타민E, 셀레늄 등의 항산화 성분을 보강한 <임팩타민프리미엄정>도 출시되고 있습니다.

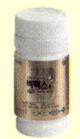 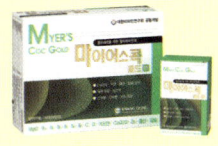

비맥스골드정   **마이어스콕골드정**
(녹십자)   (광동제약)

비타민B와 더불어 비타민D의 함량을 높여 실내에서 일하는 직업이나 고연령층에 적합합니다.

비타민C
항산화작용 및 피부 건강에 좋아요

　가장 대중적으로 알려진 비타민은 단연 비타민C인데 가장 중요한 역할은 항산화작용, 즉 유해산소로부터 세포를 보호하는 것입니다. 비타민C는 세균이나 바이러스에 대응하기 위한 림프구를 만드는 면역작용에 필요하며 혈관에 나쁜 영향을 주는 콜레스테롤을 감소시켜 성인병 예방에 도움을 줍니다. 골격, 피부, 연골 등 결합조직을 구성하는 콜라겐의 합성에 관여하여 조직을 잘 유지하는 것도 비타민C의 큰 기능이며, 철분과 함께 복용 시 철분의 흡수율이 높아집니다.

　따라서 비타민C는 ⓐ 항산화작용 ⓑ 결합조직의 기능 유지 및 형성 ⓒ 철분 흡수에 아주 중요한 역할을 합니다. 그 외에도 감기 예방, 수술·상처·화상 회복, 암에 대항하는 면역력 증강, 알레르기 감소, 피부병 및 햇빛에 의한 색소침착 완화, 혈압 감소 등에 폭넓게 응용되고 있습니다.

　비타민C의 복용량은 개인별로 차이가 있습니다. 과일, 채소 등의 섭취가 부족하거나 음식을 골고루 먹지 못하는 경우 등 일반적인 목적으로는 종합영양제에 포함된 100mg 정도의 비타민C만으로도 보충할 수 있겠지만 ==항산화 및 피부 개선을 위한 목적인 경우에는 1,000~2,000mg 정도의 함량이 기본적으로 요구됩니다.==

우리 집에 필요한 비타민C

> **select.** 한 알에 1,000mg의 고함량 비타민C 제품이 시장을 주도하는 편
>
> 비타민C 제품은 자외선 등으로 인한 기미, 주근깨의 색소침착을 완화하고 피로를 어느 정도 풀어주는 효과와 더불어, 최근 항산화작용이 크게 대두되어 각종 질환의 예방과 치료에도 널리 응용되고 있습니다. 비타민C의 시장이 커져 원산지나 각종 기술 형태를 부각하는 경우가 있지만 아직까지는 제품 간 큰 차이점이 있다고 보기에는 어렵습니다. 다만, 비타민C 제품이 건강기능식품과 일반의약품 두 분류로 출시가 가능한데 허가 기준 및 품질관리 수준은 의약품이 훨씬 높은 점을 참고하길 바랍니다.

고려은단비타민씨정 (고려은단)
동일성분제품 : 유한비타민씨정1000mg(유한양행), 씨올정(일동제약)

비타민C의 보충 목적보다는 건강한 삶을 유지하기 위한 적극적인 방법으로 복용하는 경우가 많습니다. 식도에 약이 접촉되면 식도염이 유발될 수 있으므로 충분한 양의 물과 함께 복용합니다.

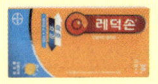

레덕손더블액션발포정 (바이엘코리아)

비타민C와 아연을 함유한 발포정 형태의 제품으로 빠른 흡수를 도와줍니다. 일반적으로 고함량 비타민C 알약은 크기가 크기 때문에 삼키기 힘든 경우 고려할 수 있습니다.

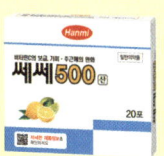

쎄쎄500산 (한미약품)
유사성분제품 : 레모나산(경남제약)

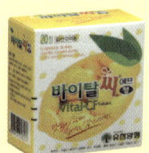

바이탈씨에프정 (유한양행)
유사성분제품 : 쎄쎄250츄정(한미약품), 씨레몬정(조선무약)

알약 대신 가루나 츄어블정 형태로 된 비타민C를 찾는 경우도 많은데, 알약 비타민C에 비해 함량이 낮고 인공감미료인 아스파탐 등이 들어 있어 장기적인 복용은 권하지 않습니다.

비타민D
날로 중요성이 높아지는 비타민

    뼈 형성과 혈액의 전해질을 유지하는 데 필요한 영양소인 비타민D는 식사를 통해 섭취하거나 햇빛을 충분히 받으면 체내에서 스스로 합성되어 따로 보충할 필요가 없다고 여겨졌습니다. 그러나 최근에는 이와 반대로 적극적으로 권장되고 있는데, 그 이유에는 두 가지가 있습니다.

    첫째는 서양에 비해 우리나라 사람들에게는 체내 비타민D 합성효소가 부족한 데다 현대인들의 불균형한 식사, 야간이나 지하 또는 실내 근무 등 직업적인 문제, 공해 및 선크림 사용 등으로 인한 일광의 차단, 지리적 특성으로 인한 일조량 부족 등 햇빛을 잘 쬐지 못하는 환경에 놓여 적절한 비타민D를 공급받지 못하기 때문입니다.

    둘째는 비타민D에 대한 필요성이 훨씬 높아진 것입니다. ==비타민D의 가장 큰 역할은 칼슘의 흡수와 이용에 관여하여 뼈의 형성 및 유지를 도와주는 것이므로 비타민D가 부족해지면 골절이나 골다공증 발생 가능성이 높아지게 됩니다.== 최근에는 비타민D 부족이 심혈관질환, 고혈압,

당뇨병 등 각종 성인병과 암의 발병 및 치매 환자의 기억력 감퇴 유발에 관여한다 하여 예전에 비해 복용 기준이 4~5배 정도 상향 조정되고 있는 추세입니다. 그리고 영유아에게 성장장애 및 안짱다리, 오다리 등 뼈 변형이 나타날 가능성을 줄이기 위해 비타민D 섭취를 권할 때가 많습니다.

우리 집에 필요한 비타민D

select. 햇빛은 가장 좋은 비타민D 공급원

일주일에 두세 번 정도 적절한 야외활동을 통해 20~30분 동안 일광욕을 하면 자연적으로 비타민D가 체내에서 합성되는데, 현실적으로 이를 지키기가 쉽지 않습니다. 최근 비타민D가 세균을 죽이는 대식세포를 활성화해 면역력을 강화시키고 유방, 폐, 피부, 대장, 뼈 등에서의 암 세포 증식을 방해한다는 연구 결과가 나와 그 중요성이 높아져 제품을 통한 보충도 많이 권고되고 있습니다. 다른 성분에 비해 비타민D는 제품 간의 차이가 별로 없어 선택이 용이한 편입니다.

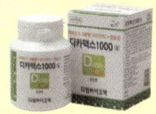

일반의약품
디카맥스1000정 (다림바이오텍)
비타민D 1000단위+칼슘 500mg 함유

비타민D는 칼슘의 흡수를 도와주므로 대부분의 칼슘제는 비타민D를 포함하고 있습니다. 비타민D는 mg 대신 IU라는 국제단위로 함량을 표시하며, 최근에는 요구량이 많아져 400IU에서 5,000IU까지 아주 다양한 용량으로 출시되고 있습니다. 대개 성인의 경우 1,000IU 정도 권고되는 편입니다. 〈디카맥스1020정〉은 칼슘과 비타민D의 함량을 약간 낮추고 다른 영양소를 포함한 종합영양제에 가깝습니다.

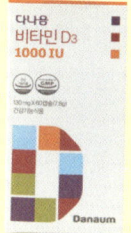

건강기능식품
다나음비타민D₃1000IU (다나음)

비타민D 단일 성분으로 이루어진 건강기능식품이 최근 많이 출시되고 있습니다. 비타민D는 비타민D₂, D₃의 두 가지 형태가 있는데, 일반적으로 비타민D₂는 음식물 섭취로 보충되며 비타민D₃는 햇빛을 받아 우리 몸에서 합성됩니다. 근래 대부분의 제품들은 D₃ 위주로 만들어집니다.

항산화제
항산화영양소를 별도로 복용하면 좋아요

혹시 '항산화제'란 말을 들어본 적 있나요? 산소는 우리가 살아가는 데 꼭 필요한 물질이지만 산소분자가 불안정해지면 유해물질인 활성산소로 변해서 우리 몸을 공격하게 됩니다. 이 ==활성산소들은 강력한 산화력이 있어서 우리 몸을 공격하게 되는데, 항산화제는 이 반응에 맞서 방어하는 역할을 합니다.== 많은 병의 원인이고 병의 진행 과정에 활성산소가 관여하고 있다는 것이 밝혀져 이에 따라 여러 항산화영양소가 부각되고 있습니다. 간 건강에 도움이 되는 '밀크시슬', 혈액순환제 역할을 하는 '은행잎', 눈에 좋다는 '루테인' 등 많은 건강기능식품 역시 항산화 원리로 사용되는 것입니다.

이외에도 수많은 종류의 항산화제가 있지만 ==우리 몸 전반적으로 가장 간편하게 효과를 발휘할 수 있는 항산화제는 바로 비타민A · C · E입니다.== 비타민 '에이스(ACE)'라고 부르면 더 기억하기 쉽겠죠. 이 세 가지 비타민은 팀플레이를 하므로 함께 복용하면 훨씬 효과적입니다. 대부분 종합영양제에 이 비타민이 포함되어 있지만 항산화작용을 위해선 좀 더 많은 양을 필요로 하므로 비타민A·C·E와 더불어 항산화작용을 하는 미네랄인 아연, 셀레늄 및 생체반응에 꼭 필요한 보조효소인 코엔자임큐텐이 복합된 제품이 따로 출시되고 있습니다. 이 중 비타민A는 몸에 축적될 가능성이 있으므로 '베타카로틴(β-carotene)'이라는 비타민A 유사 성분을 영양제에 포함하는 경우가 많습니다.

우리 집에 필요한 **항산화제**

> **select.** 건강 유지 및 만성 성인질환의 보조영양제 역할
>
> 항산화제는 건강 유지와 고혈압, 고지혈증, 당뇨병 등의 성인병에 대해서 보조영양제 역할을 합니다. 특히 비타민A·C·E는 가장 경제적이고 효과적으로 항산화작용을 하는 영양소이며, 아연, 구리, 망간, 셀레늄 등의 미네랄 역시 대표적인 항산화영양소입니다.

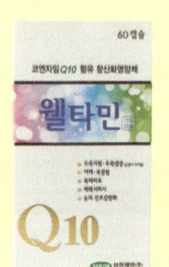

웰타민연질캡슐 (삼진제약)
동일성분제품 : 웰리드연질캡슐(유한양행)

항산화기능이 있는 베타카로틴(비타민A), 아스코르빈산(비타민C), 토코페롤(비타민E) 이 세 가지 비타민과 함께 대표적 항산화미네랄인 아연, 셀레늄 및 보조효소 코엔자임큐텐 이렇게 여섯 가지 항산화영양소를 고용량으로 배합하여 항산화효과를 극대화한 제품입니다. 피로를 풀어주는 비타민B가 포함되어 있지 않아 복용 시 이렇다 할 느낌을 직접적으로 받지 못할 때가 많지만 스트레스에 시달리는 청년층 및 성인병에 노출된 중장년층 등 실생활에서 필요한 경우가 많은 편입니다.

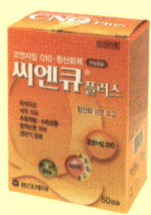

씨엔큐플러스연질캡슐 (동아제약)
유사성분제품 : 액티브큐텐연질캡슐(씨엔지제약)

비타민A·C·E 및 코엔자임큐텐, 망간, 아연, 셀레늄 등의 주요 항산화 성분과 함께 몇 가지 비타민B를 첨가하여 피로회복을 완화하는 데 도움을 줄 수 있습니다. 하루 한 번으로 복용이 간편하며 전반적인 함량이 그리 높지 않아 종합영양제나 비타민B 등 다른 라인의 영양제와 동시 복용이 가능한 경우가 많습니다.

눈 영양제
노화 현상에는 항산화제가 우선

현대인의 눈은 스마트폰과 컴퓨터로 인해 지속적으로 상처받고 있습니다. 눈에는 미세한 혈관이 많은데 적절히 휴식을 취하지 못하고 집중하다 보면 근육과 시신경에 영향을 주게 되고, 침침함, 안구 건조, 눈의 노화 등을 일으키게 됩니다. 특히나 피로하기 쉬운 부위이다 보니 영양제에 대한 관심도 많은데 증상에 따라 선택에 차이가 생깁니다(아래 약사의 팁 참조).

증상에 따른 눈 영양제 선택하기

- **근시 등 시력 저하가 염려될 때** : 망막 바깥쪽에 있는 색소 단백질인 로돕신(rhodopsin)의 재생을 촉진시키는 안토시아닌(anthocyanin) 성분
- **고연령층의 건조감 및 야간 시력 장애** : 눈에 필요한 비타민A·D 및 건조 증상을 완화하는 지방 성분인 사유(蛇油, snake oil)가 복합된 의약품
- **안구건조증 및 라식 등 수술 후 회복이 필요할 때** : 망막 구성 성분이 되는 오메가3
- **육체적 피로에 동반된 눈의 피로** : 피로회복에 탁월한 비타민B 복합제제
- **백내장, 녹내장, 황반변성 등 노화 증상으로 인한 안질환** : 세포가 산화되는 것을 막아주는 항산화제

이처럼 눈 영양제는 그 차이가 많은데, 최근에는 예방 차원의 역할을 담당하는 항산화제에 대한 선호도가 높아지고 있습니다. 비타민A(혹은 비타민A와 유사한 작용을 하는 베타카로틴), 비타민C, 비타민E 및 아연 등 항산화영양소가 가장 기본이 되고, 여기에 망막(카메라 필름처럼 사물의 형상이 맺히는 부위)의 구성 성분이 되는 '오메가3' 내지는 항산화 작용을 하는 천연색소인 '루테인(lutein)'의 병용이 눈 건강에 도움을 줄 수 있습니다.

우리 집에 필요한 눈 영양제

select 1. 근시 등 시력 저하가 염려될 때는 천연 항산화제 빌베리 성분

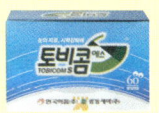

토비콤에스연질캅셀
(안국약품)

타겐연질캡슐70mg
(국제약품)

메모비스캡슐
(영일제약)

'빌베리(바키늄미르틸루스, vaccinium myrtillus)'라는 식물에서 추출한 천연 항산화제인 안토시아닌 성분이 눈 혈관을 강화시키고 산소 공급을 원활하게 도와주는 역할을 해 고도근시, 당뇨병이나 고혈압에 의한 망막변성 등에 응용됩니다.

select 2. 고연령층의 건조감과 야맹증에는 비타민A·D 위주 영양제

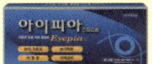

아이피아연질캡슐 (경남제약)
동일성분제품 : 룩스린에프연질캡슐(태극제약), 뉴비드연질캡슐(서울제약)

눈에 필수적인 영양소로 어두운 곳에서 시각 적응을 하는 데 도움을 주는 비타민A, 눈의 염증을 막고 비타민A의 흡수를 도와주는 비타민D, 세포막을 안정시키는 클로로필, 오메가3 성분으로 건조를 완화하는 사유 등이 복합된 눈 영양제는 눈의 건조감, 야맹증, 피로 등에 응용할 수 있습니다.

select 3. 스마트폰이나 컴퓨터 화면을 많이 접할 때는 루테인

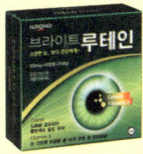

건강기능식품
브라이트루테인 (일동제약)
유사성분제품 : 아이락루테인20mg(알리코제약)

루테인은 우리 눈에 존재하는 천연색소로 노란색을 띠기 때문에 햇빛 중의 가시광선을 효율적으로 흡수해서 눈 내부에서 선글라스 역할을 하며 중심시력을 담당하는 망막의 변성을 막아줍니다. 현재 상태의 개선보다는 예방 목적이 강한 건강기능식품입니다.

select 4. 황반변성 등 안질환의 진행 속도를 늦추고 싶을 때

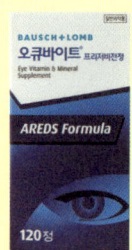

오큐바이트프리저비전정 **(바슈롬)**

비타민A·C·E 및 구리, 아연 등 비타민 위주의 항산화영양제로, 나이가 들어감에 따라 눈의 건강이 예전에 비해 떨어진다고 느낄 때, 안과 질환의 가족력이 있을 때 예방 차원으로, 황반변성 등의 질환이 있는 경우에 증세를 늦추고 싶을 때 등에 사용됩니다.

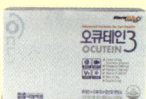

건강기능식품
오큐테인3 **(국제약품)**

건강기능식품
오큐비전50플러스 **(바슈롬)**

건강기능식품
오큐아레즈투 **(태준제약)**

비타민C·E 및 아연 등 항산화영양소와 루테인, 눈에 있는 망막의 구성 성분인 오메가3 등 눈에 필요한 여러 성분을 복합적으로 구성한 건강기능식품입니다. 만성적인 안과 질환이 있거나 눈의 노화가 우려될 때의 영양제로 고려할 수 있습니다.

칼슘
비타민D와 마그네슘이 함께면 좋아요

칼슘은 우리 몸에서 가장 많이 필요로 하는 미네랄입니다. 뼈와 치아의 형성에 필요하고 마그네슘과 함께 신경과 근육 기능 유지에 필요하여 유소아와 어린이의 성장, 청장년층의 스트레스 완화, 노년층의 골다공증 예방 등 대부분의 연령층에 필수적입니다. ==칼슘이 우리 몸에 잘 흡수되기 위해선 마그네슘, 비타민D, 인 등 여러 영양소의 협력이 필요==하므로 대부분의 칼슘제에는 비타민D가 함께 포함되어 있습니다.

멸치나 우유 등을 많이 먹으면 칼슘의 섭취가 충분할 거라고 생각하는 경우가 많은데, 칼슘 자체가 몸에서의 흡수율이 상당히 낮은 데다 천연재료 형태의 칼슘이라면 인(P)이라는 가변적인 요소가 발생합니다. 인은 잘 알려져 있지는 않지만 칼슘 못지않게 생명체에 커다란 비율을 가지고 있는 영양소입니다. 칼슘과 인은 보통 2:1의 비율로 맞춰져 있는데 ==인이 과다해지면 칼슘의 흡수를 방해합니다.== 대부분의 식재료, 특히 동물성 식품 및 곡류에 인이 많으며, 요즘 식생활에서는 패스트푸드, 탄산

음료가 더욱 많은 인을 공급합니다. 따라서 몸 안에 인이 많아지면 칼슘과 인의 2:1 비율을 맞추기 위해 뼈로부터 칼슘이 빠져나옵니다. 그 결과로 발육부진, 구루병, 골다공증 등이 초래될 가능성이 있으므로 이에 대비할 필요성이 점점 높아지고 있습니다.

칼슘은 철분과 더불어 위장장애를 가장 빈번하게 일으키는 영양소이므로 가격보다 품질을 우선해서 선택하는 것이 좋고, ==칼슘과 철분은 서로 흡수를 방해하므로 2시간 정도 간격을 두고 복용하는 것이 좋습니다.==

우리 집에 필요한 **칼슘제**

> **select.** 칼슘은 위장장애가 많으므로 선택 시 고려
>
> 칼슘에 대한 우리 몸의 요구량은 높은 반면 종합영양제 크기에는 충분한 양을 담을 수 없으므로 칼슘에 대한 필요성이 높을 때는 칼슘제를 따로 복용해야 합니다. 단, 칼슘의 함량이 높을수록 위장장애의 가능성 역시 높아질 수 있습니다.

고 ← 함량 및 위장장애 → 저

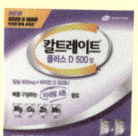

칼트레이트플러스디500 (화이자)
[주성분 : 탄산칼슘]

동일성분제품 : 칼디텍츄어블정(동광제약), 칼디비타츄어블정(바이엘코리아)

주성분인 탄산칼슘은 많은 함량의 칼슘 보충이 필요할 때 가장 유용하며, 경제적인 가격으로 고함량 칼슘 제제 내지는 대부분의 종합영양제에 이용됩니다. 흡수율이 다소 낮고 위벽을 자극해 위장장애를 일으킬 확률이 있습니다.

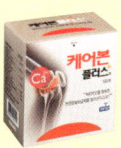

오스칼500디정 (한독)
[주성분 : 오이스터셀]

유사성분제품 : 헬스칼500밀리그람정(동화약품), 하이칼정(제이알피)

'모려'라는 굴 껍데기(오이스터 셀)에서 추출한 천연 칼슘으로 인(P) 등의 일부 무기질이 포함되어 있습니다. 탄산칼슘 형태라 흡수율이 다소 낮고 위장장애를 일으킬 확률이 있으므로 식후에 복용하는 것이 좋습니다.

케어본플러스정 (일동제약)
[주성분 : 오소판]

유사성분제품 : 오스론정(비티오제약)

어린 송아지 뼈에서 추출하여 '우골분'이라고 불리는 오소판(ossopan)이 원료로 칼슘 및 인, 마그네슘, 아연 등 천연 미네랄 성분으로 이루어져 있습니다. 뼈의 골절 시 치유 촉진효과를 나타냅니다.

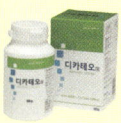

디카테오정 (다림바이오텍)
[주성분 : 구연산칼슘]

유사성분제품 : 원더칼D츄어블정(종근당), 마이칼디정(명문제약)

주성분인 구연산칼슘은 타 칼슘에 비해 고가이며, 약의 크기가 다소 큰 편이나 흡수율이 뛰어나고 속쓰림 등 위장장애가 덜한 편입니다.

철분
비타민C와 함께면 좋아요

철분은 임신·수유 및 빈혈이나 생리 등으로 인해 많은 여성들에게 중요한 영양소입니다. 우리 몸 전체에 공급되기 위해서 산소와 영양분이 혈액과 에너지로 전환되는데, 이에 필수적인 역할을 하는 것이 헴(heme)입니다. 그리고 이 헴의 구성 성분이 되는 철분은 생명에 가장 근원적인 요소입니다. 즉 철분의 역할은 ⓐ 체내 산소 운반 ⓑ 혈액 생성 ⓒ 에너지 생성으로 정리해볼 수 있습니다.

혈액을 보충하기 위해 철분제는 연속해서 4개월 이상 복용하는 것이 원칙인데 변비 및 위장장애를 많이 일으키므로 복용을 도중에 그만두는 경우가 잦습니다. 게다가 철분제는 흡수율이 낮아 식후보다는 식전에 복용하는 것이 원칙이기 때문에 속쓰림 발생 가능성이 더 높아지고 복용 편의도 낮은 편입니다. 철분은 비타민C와 함께 복용할 때 흡수가 더 잘 되며, 칼슘과는 서로 흡수를 방해하므로 2시간 정도 간격을 두고 복용하는 것이 좋습니다. 알약보다는 물약 형태가 함량이 높은 편이며 몸에 흡수도 더 잘되지만, 철분 특유의 비린 맛이 날 수 있습니다.

우리 몸의 철분은 이동식 형태인 헤모글로빈과 저장식 형태인 저장철(ferritin)이 대표적인데, 자주 어지럽고 혈액 부족으로 인한 피로, 두통, 순환장애, 무력감, 소화불량, 생리불순 등의 빈혈 증상을 나타낸다면 헤모글로빈 수치는 정상이라도 저장철이 부족할 가능성이 많습니다. 이때는 빈혈 수치에 관계없이 철분 제제를 복용할 때 증상이 개선되는 경우가 있습니다.

우리 집에 필요한 **철분제**

> **select.** 빈혈이 심할 때는 고함량, 수치가 정상에 가까울 때는 저함량
>
> 철분제는 제품마다 함량이 다르므로 개인의 상황에 따라 선택을 달리하는 것이 좋습니다. 혈액검사 결과 빈혈이 있다면 철분 함량이 하루 50mg 이상인 고함량 철분제제, 검사 결과 수치가 정상보다 약간 낮거나 별 이상이 없을 때는 그 이하인 저함량 철분제제가 일반적으로 권고됩니다.

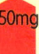

고함량 (150mg)

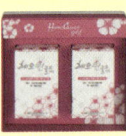
헤모퀸골드캡슐 (경남제약)
동일성분제품 : 훼리탑에프캡슐(일동제약)

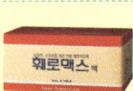
훼로맥스액 (한미약품)
동일성분제품 : 훼럼메이트액(중외제약), 훼마톤액(조아제약)

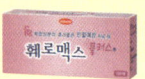
훼로맥스플러스정 (한미약품)
동일성분제품 : 훼럼플러스정(중외제약), 훼마비론에프정(크라운제약)

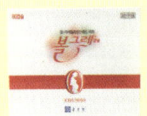
볼그레캅셀, 볼그레액 (종근당)
동일성분제품 : 알부맥스캅셀(한림제약)

저함량 (20mg)

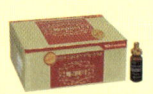
페리비타시럽 (광동제약)
동일성분제품 : 훼마틴에이시럽, 헤모드림시럽(마더스제약)

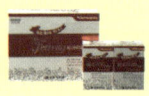
페리비타캡슐 (광동제약)
동일성분제품 : 훼러진플러스캡슐(종근당), 훼마틴캅셀(조아제약)

홍삼·오메가3·유산균
건강기능식품은 주성분 함량이 높은 제품을 선택해야

건강기능식품은 음식 재료 중 몸에 좋은 기능성이 있는 원료나 성분을 사용해 제조 또는 가공한 식품입니다. 의약품과는 달리 질병의 치료나 예방이 목적은 아니지만 부작용이 훨씬 덜하고, 잘 선택하면 건강에 많은 도움을 줄 수 있습니다. 가장 널리 알려진 건강기능식품인 홍삼과 오메가3, 유산균에 대해 살펴보겠습니다.

홍삼은 피로 해소와 면역력 증진에 탁월한 효과를 나타냅니다. '진세노사이드'라는 여러 성분의 복합체가 주효과를 나타내는데, 그중 가장 유용한 성분은 진세노사이드 Rg_1과 Rb_1이므로 홍삼 제품을 구입할 때 포장의 영양·기능정보에서 이 두 가지 핵심 성분의 함량을 비교해보고 되도록 함량이 많은 것을 선택하는 것이 좋습니다. 홍삼은 혈액이 굳는 것을 막아주기 때문에 이미 유사한 효과의 혈액순환제를 복용 중이거나 수술 전에는 섭취를 주의하는 게 좋습니다.

최근 인기가 높은 오메가3는 쉽게 말해 몸에 좋은 기름입니다. 주로 생선 기름에 많이 함유되어 있는데 콜레스테롤을 낮추고 피가 굳거나 덩어리지는 것을 막아줍니다. 오메가3도 구입할 때 영양·기능정보를 보고 주성분인 DHA와 EPA의 함량을 비교해보고 선택해야 합니다. 또한 오메가3는 기름 성분이라 상온에 오래 두면 변질될 우려가 있으므로 소포장된 것을 구매해 빨리 복용하는 게 좋습니다. 위장이 약하거나 생선 비린내 때문에 오메가3 섭취를 꺼리기도 하는데, 식후 즉시 먹거나 오렌지주스와 함께 먹으면 복용하기 훨씬 수월합니다.

유산균은 우리 몸에 이로운 대표적인 균총인데 실제 우리 몸의 장 안에는 유산균 이외에도 유익한 균이 많이 존재합니다. 이런 균을 통틀어서 '정장제' 혹은 '프로바이오틱스(probiotics)'라고 부릅니다. 균의 종류에 따라 각각 장내에서 다른 부위에 정착하므로 다양한 균이 복합적으로 포함된 제품을 선택하는 것이 하나의 방법입니다. 설사, 변비, 과민성 대장증후군 등 장에 문제가 있을 때 가장 적극적으로 사용되고, 점막을 강화하여 면역력을 높여주므로 알레르기 질환이나 각종 만성질환에 응용할 수 있습니다. 그 어느 제품보다 부작용이 가장 덜하며 장기간 복용 시에도 안전한 편입니다.

약과 건강기능식품의 차이는?

의약품은 질병의 치료나 예방을 위한 목적으로 만들어졌기 때문에 효과가 강력합니다. 그리고 직접 신체에 영향을 주는 만큼 부작용이나 상호작용 등이 부가적으로 일어날 수 있음을 고려해야 합니다. 의약품은 기준이 까다로워 제조설비부터 만드는 공정, 사후 관리에 이르기까지 까다롭고 세심한 과정을 요구하기 때문에 건강기능식품보다 품질 면을 더욱 확실히 보증할 수 있습니다.

건강기능식품은 일상 식사에서 결핍되기 쉬운 영양소를 보충하거나 기능성 원료를 사용하여 건강 유지에 도움을 주는 식품의 종류로 안정성에 초점이 맞춰져 있으며, 질병의 치료나 예방을 위한 목적이 아니므로 약을 완벽하게 대체할 수는 없습니다. 하지만 각각의 목적에 맞게 잘 복용한다면 그 기능성으로 인해 우리 몸의 건강에 여러 가지 면으로 크나큰 도움을 줄 수 있습니다. 따라서 어떻게 또는 얼마나 제대로 건강기능식품을 선택하느냐로 그 결과가 달라질 수 있기 때문에 정확한 정보에 따라서 믿을 만하고 검증된 제품을 선택하는 것이 중요합니다.

우리 집에 필요한 홍삼·오메가3·유산균제

> **select.** 가능한 높은 함량의 제품을 선택
> 건강기능식품은 일일섭취량에 대한 최소량과 최대량의 간극이 있으므로 제품마다 차이가 존재합니다. 가능한 주성분의 함량이 높은 제품을 선택하세요.

홍삼

- 기능 : 면역력 증진 및 피로 개선, 혈소판 응집 억제를 통한 혈액 흐름·기억력 개선·항산화에 도움
- 일일섭취량 :
    ① 면역력 증진 및 피로 개선에 도움 : 진세노사이드 Rg_1, Rb_1 및 Rg_3를 합해서 3~80mg
    ② 혈소판 응집 억제를 통한 혈액 흐름·기억력 개선·항산화에 도움 : 진세노사이드 Rg_1, Rb_1 및 Rg_3를 합해서 2.4~80mg

오메가3

- 기능 : 혈중 중성지질 및 혈행 개선에 도움
- 일일섭취량 : DHA와 EPA를 합해서 0.5~2g

유산균제(프로바이오틱스)

- 기능 : 유산균 증식 및 유해균 억제, 배변활동 원활에 도움
- 일일섭취량 : 1~100억CFU(Colony Forming Unit, 세균의 밀도 측정 단위)

임산부 영양제
철분과 엽산이 가장 중요

==임산부에게 가장 중요한 영양소는 철분과 엽산입니다.== 태아에게 산소와 혈액을 충분히 공급하기 위해선 철분이 반드시 있어야 하며, 평소에 비해 임신 초기에는 하루 최소 4mg, 임신 중기 이후에는 8mg의 철분이 더 요구되는데 음식만으로는 보충이 힘들기 때문에 철분제의 복용이 필요합니다. 임신 초기에는 아주 다량으로 필요하지 않을뿐더러 이미 위장 장애나 변비 등으로 고생하는 경우가 많기 때문에 빈혈 증상이 없다면 굳이 철분제를 복용할 필요는 없습니다. 다만, 임신 3개월부터 출산 후 최소 3개월까지는 제품을 통해 철분을 보충하는 것이 바람직합니다.

비타민B의 한 종류인 엽산(폴산, 비타민B_9, 비타민M이라고도 합니다)은 태아의 신경세포 형성에 매우 중요하며, 결핍 시 이분척추 등의 신경계 결함을 유발할 수 있으므로 임신기간 중 꼭 필요한 영양소입니다. 따라서 ==엽산은 태아의 신경계 장애를 예방하는 목적으로 사용되는데, 보통 임신 여부는 몇 주 지나서 알게 되므로 임신을 계획하는 날로부터 시작==

해야 합니다. 임신 3개월까지 엽산의 복용은 필수적이며 임신 후기, 수유기까지 계속 복용하는 것이 권고됩니다. 엽산은 적혈구의 형성에 필요하기 때문에 빈혈 예방을 위해 철분제에 포함되는 경우가 많습니다.

우리 집에 필요한 임산부 영양제

> **select.** 임산부 영양제는 비타민A 함유 여부를 확인해야
>
> 임신기간 중의 엄마 몸은 임신 전에 비해 대부분의 영양소를 더 필요로 합니다. 임산부를 대상으로 한 종합영양제는 몸에 큰 무리를 안 주고 위장의 부담을 줄이기 위해 일반적인 종합영양제보다 영양소들의 함량이 전반적으로 낮은 편입니다. 엽산, 철분 등 꼭 필요한 영양소 및 일부 비타민 보충 목적에 맞춰져 있어 피로회복에는 다소 부족한 느낌이 들 수 있습니다. 개인의 상황에 따라 철분제, 엽산제, 종합비타민제를 각각 따로 복용할 수도 있다는 점을 참고하기 바랍니다.

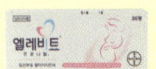

엘레비트프로나탈정 (바이엘코리아)

철분과 엽산의 함량이 높은 편이며, 일반적인 종합영양제처럼 대부분의 영양소가 포함되어 있는 만큼 위장장애를 유발할 가능성이 존재합니다. 굳이 임신 때 보충할 필요가 없는 비타민A가 포함되어 있으므로 간(肝), 달걀, 당근 등 비타민A가 많이 든 음식은 피하는 것이 좋습니다.

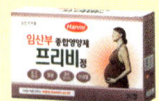

프리비정 (한미약품)

지용성 비타민 중 A와 D를 배제하여 안정성을 높이고 타 제품에 비해 철분의 함량을 낮춰 위장장애 가능성을 줄였습니다. 임신 준비 및 초기 단계에 적합합니다.

고운자임맘정 (종근당)

철분의 흡수를 방해하는 칼슘과 임신기간 중 보충이 필요하지 않은 비타민A는 제외하고 에너지 생성에 도움을 주는 보조효소인 코엔자임큐텐이 포함되어 있습니다.

부록 1

아이들에게 필요한 약

유소아 해열제 | 유소아 감기약 | 유소아 위장약

유소아 해열제
어떤 성분인지가 중요해요

아이들은 감기에 의해 열이 나는 경우가 많죠. 물론 감기가 아니더라도 열이 나는 경우들이 있습니다(중이염, 설사, 볼거리, 홍역 등). 특히 낮에는 괜찮다가 밤에 갑자기 열이 올라서 당황스러운 경우가 있습니다. 기온과 습도의 변화와 더불어 노는 데 집중하다가 밤이 되어서야 아픔을 느끼기 때문입니다. 우리 몸은 병원균 등이 침입할 때 그에 맞설 수 있도록 체온을 높여서 백혈구 및 인터페론 등의 자체 방어기전을 활성화시키기 때문에 열이 나는 것이 꼭 나쁜 것만이 아니고 적절하게 병을 물리치는 데 도움이 됩니다. 하지만 아이들의 경우 너무 심하게 열이 나면 힘겨워하고 경련을 일으킬 수 있으니 적절한 치료가 필요합니다.

정상적인 체온은 보통 36.5도인데, 아이들은 성인보다 조금 더 기초체온이 높은 편입니다. 열의 발산을 막고 에너지가 잘 사용되도록 아이들 피부에는 지방질이 많기 때문이죠. 성인보다 옷을 한 겹 더 입은 상태라고 생각하면 됩니다. 따라서 열이 나면 그만큼 성인보다 훨씬 빨리 고열

상태에 도달합니다.

체온을 재는 곳은 이마, 고막(귓속), 구강(입 안), 항문, 겨드랑이 등이 가장 일반적입니다. 고막, 구강, 겨드랑이는 바깥에 노출되어 있으므로 항문에 비해 체온이 0.5~1도 정도 낮게 나오는 편입니다.

해열제를 사용해도 열이 잘 내려가지 않는다면 물수건으로 몸을 닦아주거나 이마에 붙이는 해열시트를 병용하는 것이 좋으며, 고열에는 해열주사나 수액을 맞는 것이 바람직합니다. 열이 날 때는 일반적으로는 옷을 벗겨주는 것이 좋습니다. 옷이 있으면 열이 몸 밖으로 빠져나가지 못하기 때문이며, 가급적 이불이나 수건도 덮지 않습니다. 아이가 놀라거나 추워하지 않도록 너무 찬 물보다는 미지근한 물로 닦고, 머리뿐 아니라 온몸 구석구석 닦아줍니다.

아이 해열제는 약국에서 구입할 수 있는 제품을 기준으로 볼 때 보편적으로 세 가지 성분이 사용되고 있습니다.

어느 정도 열이 날 때 해열제를 먹이나요?

항문에서 38도, 구강에서 37.5도, 겨드랑이에서 37.2도 이상이 되면 열이 있다고 판단합니다. 37도 이상~38도 미만을 미열, 38도를 넘으면 중등도열, 39도 이상이 되면 고열이라고 부르기도 하는데, 중등도열까지는 해열제로 어느 정도 열을 낮출 수 있지만 고열인 경우는 그 자체가 위험하다는 의미를 가지기 때문에 병·의원에서 진료를 받아야 합니다.

38도 이상, 혹은 평상시의 아기 체온보다 1도 정도 높아진 경우 해열제를 사용할 수 있는데 한 번에 1~1.5도 정도 열을 내려주기 때문에 정상체온으로 내려가지 않는다고 무조건 해열제를 과용하는 것은 바람직하지 않습니다.

① 아세트아미노펜(acetaminophen) : 가장 안전한 편에 속하기 때문에 가장 먼저 추천(특히 12개월 이전의 영아)
② 이부프로펜(ibuprofen) : 아세트아미노펜보다 지속시간이 길고 소염작용이 겸비되어 편도염, 인후두염 등의 각종 염증이 동반될 때 효과적
③ 덱시부프로펜(dexibuprofen) : 이부프로펜과 유사한 성분이며, 주로 처방용으로 사용

==해열제는 가급적 한 종류만 사용하는 것이 원칙==인데 전문가의 지시에 따라 필요 시 두 가지 성분을 함께 사용하는 경우가 있습니다. 임의로 여러 약을 섞으면 같은 성분의 약이 중복될 수 있으므로 주의가 필요합니다.

제품설명서에는 아세트아미노펜 성분은 생후 4개월부터, 덱시부프로펜 성분은 생후 6개월부터, 이부프로펜 성분은 생후 1년 이후부터 복용하도록 되어 있습니다. 이론적으로는 세 가지 성분 모두 설명서 이전의 나이대부터 복용이 가능하나 가급적이면 지시된 나이에 맞추는 것이 좋습니다. 하지만 아스피린 성분은 수두나 인플루엔자 등에 해열제로 사용하면 라이증후군(심한 구토, 의식장애, 경련 등을 일으킴)을 유발할 수도 있기 때문에 해열제 용도로는 절대 사용하지 않습니다. 해열제는 한두 번 사용하고 남는 경우가 많은데 가급적 한 달 내에 사용해야 하므로 아깝다고 생각하지 말고 오래된 제품은 버리는 것이 낫습니다.

위 내용을 참고하여 ==12개월 이전의 아이라면 아세트아미노펜 성분의 해열제, 12개월 이후의 아이라면 이부프로펜 성분의 해열제를 준비하는==

==것이 일반적==이며, 고열이 자주 발생하는 경우라면 해열제 좌약, 해열시트 등도 같이 구비합니다.

해열제를 병용할 때 주의할 점

앞서 언급한 세 가지 해열제 성분 중 '아세트아미노펜+이부프로펜' 조합과 '아세트아미노펜+덱시부프로펜' 조합은 가능하지만 '아세트아미노펜+아세트아미노펜', '이부프로펜+이부프로펜', '덱시부프로펜+덱시부프로펜'은 당연히 함께 사용하면 안 되며, '이부프로펜+덱시부프로펜'도 같은 계열이기 때문에 피해야 합니다.

이 성분들은 모두 소아과에서 처방하는 약물이고, 약국에서 판매되는 어린이용 해열제 시럽, 종합감기약 및 좌약 역시 이 성분들로 이루어져 있기 때문에 집에 비치된 해열제 성분들이 중복되지 않는지 미리 파악해야 합니다. 실제로 이 성분들은 제품설명서에 나와 있는 용량의 2배까지는 허용되므로 자칫 한두 번 중복해서 먹인 것은 큰 문제가 없지만 임의로 해열제를 동시에 병용하는 것은 바람직하지 않습니다. 대부분의 유소아용 종합감기약 시럽에는 아세트아미노펜 성분이 포함되어 있습니다.

우리 집에 필요한 유소아 해열제

select. 아이 해열제는 나이에 맞춰서 선택

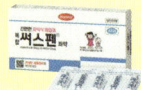

생후 3개월부터
복합써스펜좌약 (한미약품)
[주성분 : 아세트아미노펜]

좌약 형태, 즉 항문에 넣는 형태의 해열제로 먹는 약에 비해서 효과가 더 빨리 나타납니다. 좌약은 상온에서는 굳어 있다가 체온에서 녹게 됩니다. 더운 여름철에는 녹기 쉬우니 냉장실에 보관해야 하고, 꺼내서 바로 사용하면 차고 딱딱해서 아이가 놀라기 때문에 상온에 2~3분 정도 두거나 손으로 잡아 한기를 가시게 하고 약간 부드럽게 해주는 것이 좋습니다. 미끈해서 빠지는 수가 있으니 투약하고 난 후 엉덩이 양쪽을 손으로 오므려 새는 것을 방지합니다.

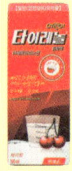

생후 4개월부터
어린이타이레놀현탁액 (한국얀센)
[주성분 : 아세트아미노펜]

위장장애가 덜하므로 굳이 식사 후에 먹일 필요가 없으며 약의 복용 간격은 4시간 이상, 하루 4~5회까지 복용합니다. 약 성분이 침전되지 않게 만들어졌으므로 흔들어 먹일 필요는 없으나 냉장 보관 시에는 성분이 가라앉을 수 있으므로 실온에 보관합니다.

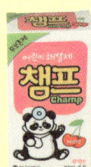

생후 4개월부터
챔프시럽 (동아제약)
[주성분 : 아세트아미노펜]

<타이레놀>과 성분은 동일하며 10ml씩 파우치 형태로 되어 있어 휴대 및 장기간 보관이 용이하나 한 포의 용량이 7~8세용이라 너무 어린 아이보다는 만 2세부터 사용하는 편입니다.

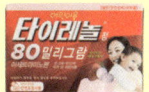

생후 4개월부터 / 주 복용 연령 : 만 2~12세
어린이용타이레놀정80mg (한국얀센)
[주성분 : 아세트아미노펜]

생후 4개월부터 가능한데 주 연령대는 씹을 수 있는 나이인 만 2세 이후~12세 어린이입니다. 목이 부었거나 턱이 아플 때는 굳이 씹지 않고 갈아서 복용해도 됩니다. 함량이 낮은 편이라 몸무게가 16kg 이상인 경우에는 한 번에 세 알 이상 먹어야 하는 단점이 있습니다.

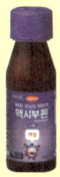

생후 6개월부터
맥시부펜시럽 (한미약품)
[주성분 : 덱시부프로펜]
동일성분제품 : 애니펜시럽(안국약품), 이지엔6키즈시럽(대웅제약)

이부프로펜 성분 중 약효를 나타내는 D체(dex-) 부분만 이루어져 있어 신속한 효과를 나타냅니다.

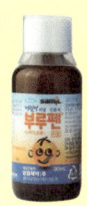

생후 12개월부터
어린이부루펜시럽 (삼일제약)
[주성분 : 이부프로펜]
동일성분제품 : 이부펜시럽(대웅제약), 그린펜시럽(녹십자)

아세트아미노펜 성분은 소염작용이 없는 반면 이부프로펜 성분은 지속시간이 약간 더 길고 소염작용을 나타내어 염증성 발열, 즉 목이 잠기거나 부었을 때 동반되는 열에 더욱 효과적입니다. 역시 약의 복용 간격은 4시간 이상, 하루 4~5회까지 복용하며 위장장애를 유발할 가능성이 있어 자주 토하거나 배가 아프다고 할 때 등 위장이 약한 경우 주의해야 합니다.

유소아 감기약
치료가 아니라 증상 완화제일 뿐

성인도 감기에 걸리면 꽤 고생하듯 유소아 역시 감기에 걸리면 증상이 갑자기 심해지거나 오래 끌어서 부모의 마음을 안타깝게 합니다. 열이나 콧물, 기침 등은 감기 바이러스와 우리 몸의 면역계가 서로 싸우는 과정에서 자연스레 나타나게 되는 증상들입니다. 감기약은 이 증상들을 완화하는 약일 뿐 감기 자체를 치료해주지는 않습니다. 하지만 증상이 심하게 나타난다면 부모 입장에서는 아이들의 고통을 줄여주려 어쩔 수 없이 약을 처방받는 경우가 대부분이죠.

하지만 감기는 아이들이 자라면서 외부 병원물질의 침투가 있을 때 면역에 대한 훈련을 할 수 있는 기회라고도 볼 수 있습니다. 감기 증상이 완전히 없어질 때까지 오랫동안 약을 먹이는 것보다는 몸 자체의 회복을 위한 여러 가지 방법, 예를 들어 음식을 골고루 먹는다든지 평소에 운동을 통한 신체능력 고양 및 유산균 등 면역을 높일 수 있는 제품에 대한 관심이 필요합니다.

일반적으로 판매하는 유소아용 감기약 시럽들의 포장을 살펴보면 만 2세 미만에 대해서는 용량이 표기되어 있지 않습니다. 우리나라는 만 2세, 미국은 만 5세 이전의 아이에게 의사의 처방 없이 종합감기약을 함부로 사용하지 못하도록 규제하고 있기 때문인데, 약의 성분이 독해서 2세 미만에게 절대 쓰면 안 된다기보다는 약이니만큼 부작용의 빈도가 높아질 수 있기 때문입니다. 약 자체가 감기를 치료하는 것이 아닌 데다 감기에 걸린 아이들은 몸이 약해서 약에 대한 민감성도 증가하므로 미국이나 유럽 등지에서는 감기약 판매를 금지시키는 대상 연령이 2살에서 4살, 6살 등 계속 오르고 있고 우리나라 역시 그에 맞춰 연령대 상향 조정을 고려하는 것으로 알고 있습니다.

소아과에서 처방받는 약 역시 일반 판매하는 약 성분과 크게 다르지 않거나 약간 더 강하다고 할 수 있습니다. 종합감기약과 달리 증상에 맞춰 단일 성분으로 이루어진 약들이 많아 안전하다고 여겨질 수 있지만, 실상 여러 약들이 동시에 처방되기 때문에 부작용에서 완전히 자유로울 수는 없으므로 아이들 감기약은 가능한 약의 개수가 적었으면 하는 바람입니다.

약국에서 판매되는 유소아용 감기약 시럽은 종합감기약, 콧물약, 기침·가래약, 해열진통제 이렇게 네 가지가 있다고 보면 되며, ==경우에 따라 각 성분들이 중복될 수 있으니 여러 제품을 구입할 때는 성분이 겹치지 않도록 상담이 필요합니다.== 시럽류는 오염 방지 및 효력 유지를 위해 개봉 후 1~2개월 정도까지 보관하고 그 이상 시간이 지나면 폐기하는 것이 바람직합니다.

우리 집에 필요한 유소아 감기약

select 1. 종합감기약은 여러 증상이 복합적으로 나타날 때만

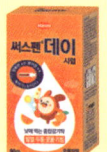 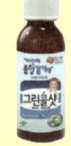

| 써스펜데이시럽 | 그린콜샷시럽 | 콜맥시럽 | 콜디시럽 | 하벤키즈시럽 | 모드콜드시럽 |
| (한미약품) | (녹십자) | (맥널티) | (삼일제약) | (고려제약) | (종근당) |

열, 콧물, 기침, 가래 등 대부분의 증상에 대한 약이 종합적으로 포함되어 있어 여러 증상이 복합적으로 나타날 때 사용 가능한데, 다양한 성분을 함량을 낮추어 배합하느라 굳이 필요하지 않은 성분을 섭취하게 되는 점도 있습니다. 각 제품 간의 효력은 크게 차이가 없습니다.

select 2. 대부분의 콧물약은 졸음을 유발할 수 있음

강

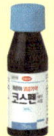 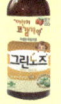

코스펜에이시럽 (한미약품)　그린노즈시럽 (녹십자)　액티피드시럽 (삼일제약)　콜쓰리엔시럽 (보령제약)

콧물을 멈추는 항히스타민제는 졸음을 유발하며 침의 분비가 억제되어 입 안이 말라 밥맛이 떨어질 수 있습니다. 다른 제품에 비해 콧물을 멈추는 효력이 강하며 졸려 하는 때 역시 많습니다.

졸음 유발

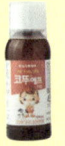

코뚜에프시럽 (코오롱제약)　　베비맥시럽 (맥널티)

콧물, 코막힘에 대한 약과 더불어 감초 및 카페인을 소량 배합하여 목이 간지럽고 머리가 무거울 때 도움을 줍니다.

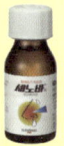

세노바액 (일동제약)　　지르텍액 (UCB)

약

다른 항히스타민제에 비해 덜 졸린 성분으로, 코막힘에 대한 약은 포함되어 있지 않아 비염, 두드러기, 가려움증 완화 용도로 널리 사용됩니다.

select 3. 기침·가래약은 어떤 증상이 심한지에 따라 선택

기침

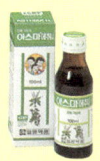

아스마에취시럽 **(일양약품)**   맥코프시럽 **(맥널티)**

기침중추를 억제하는 성분인 '덱스트로메토르판'이 포함되어 있어 콜록거리는 기침에 효과를 나타내며 다른 감기약과는 중복되는 성분이 많아 함께 복용하지 않습니다.

중점 효능

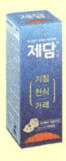

제담시럽   토푸렉실플러스시럽   브롬콜액   맥코프시럽
(일동제약)   **(근화제약)**   **(한독)**   **(맥널티)**

콧물의 분비를 막는 항히스타민제 성분이 들어 있어 코가 뒤로 넘어가서 발생하는 기침이나 콧물이 약간 나오는 정도의 코감기가 동반되었을 때에 사용 가능합니다.

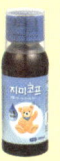

지미코프시럽 **(대웅제약)**   한생액 **(현대약품)**

기관지를 확장시키고 가래의 배출을 도와주는 양약 성분과 생약 성분이 복합되어 독특한 맛이 나며, 기침과 가래가 동시에 나타날 때 사용합니다.

가래

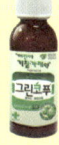

그린코푸시럽 **(녹십자)**

가래 배출을 용이하게 하여 기침보다는 가래에 중점적이며, 생약 성분으로 다른 시럽과 성분이 겹치지 않아 병용이 가능한 편입니다.

유소아 위장약
아이들은 장이 늦게 발달하므로 관심 필요

아이들이 잘 크기 위해선 음식의 영양물질을 잘 흡수하는 것이 중요합니다. 여기에 관련된 장기인 위장·소장·대장은 다른 장기에 비해 다소 천천히 발달하는 편이어서 조그만 외부 변화에도 민감하게 반응하여 구토나 배앓이, 묽은 변 등 여러 증상이 나타날 수 있습니다. 대부분의 아이들에게 몇 번씩 나타나는 자연스러운 과정인데, 자주 탈이 난다거나 증상이 오래 지속된다면 온몸에 전달되어야 할 에너지의 흡수가 제대로 이루어지지 못하여 성장·발육에 지장을 줄 수도 있습니다. 위와 장이 건강해야 머리부터 발끝까지 에너지가 잘 전달되므로 부모는 평소 아이 건강의 출발점인 위·장을 잘 체크해야 합니다. 만약 변화가 감지된다면 소아과나 한의원의 진료를 통해 빨리 다스리는 것이 좋습니다.

몸에 이로운 균인 유산균, 낙산균, 당화균 등을 프로바이오틱스(probiotics)라 부르는데, 아이들은 장 운동이 아직 원활하지 않아 변비가 생기기 쉬우므로 프로바이오틱스를 제품화한 정장제(整腸劑)를 보충하는 것도 좋습니다. 장에 도달한 유익균이 장내에 자리를 잡고 점점 번식해 장내 환경을 유익하게 만들어주기 때문입니다. 가장 안전한 제품에 속하므로 장기간 복용이 가능하며, 면역 증강작용으로 잦은 감기, 아토피, 비염, 식욕 부진 등에 응용할 수 있습니다. 심한 변비가 아니라면 생후 3개월까지는 아기의 장이 스스로 발달할 시간을 가질 수 있게 가급적 유산균 제품을 따로 복용하지 않는 것이 권고됩니다.

우리 집에 필요한 유소아 위장약

select 1. 소화제·지사제는 상비약 수준, 필요 시 진료를 받아야

넓음 (다양)

설사 증상의 효력 범위

좁음

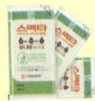

스멕타현탁액 (대웅제약)

'스멕타이트(smectite)'라는 흡착제 단일 성분으로 이루어져 있습니다. 병원성 세균, 독소, 바이러스 등의 설사 유발물질을 빨아들여 배설하는 원리로 몸에 거의 흡수되지 않아 유아부터 성인까지 가장 안전하게 사용할 수 있는 제품입니다. 다른 약의 흡수를 방해하므로 시간 간격을 두고 공복에 복용합니다.

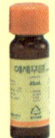

후라베린큐시럽 (일동제약)

미생물 및 유독물질을 빨아들여서 내보내는 역할을 하는 흡착제인 '카올린(kaolin)', '펙틴(pectin)' 성분과 복통을 가라앉히는 '베르베린(berberine)' 성분이 복합되어 설사, 묽은 변, 복통 등의 증상 완화에 도움을 줍니다. 생후 3개월부터 복용 가능합니다.

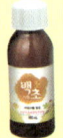

에세푸릴현탁액 (부광약품)

'니푸록사지드(nifuroxazide)'라는 방부살균제 단일 성분으로 생후 1개월부터 복용 가능합니다. 급성 세균성 설사(여름에 음식물 섭취를 통한 세균감염, 즉 우리가 흔히 식중독으로 알고 있는 설사)에 사용하는데, 실제 가정에서는 판별이 어렵고 다른 종류의 설사에는 효과를 보기 어려워 그 용도는 다소 제한적입니다. 여름철 여행, 해외 휴가 등 진료를 받기 어려운 상황에서 물갈이로 인한 설사를 예방하는 데 보조적인 제품으로 이해하는 것이 좋습니다.

백초시럽플러스 (녹십자)   포룡액 (청계제약)

소화불량 및 체했을 때 사용되는 제품으로 여러 생약 성분들로 이루어져 있어 큰 부작용이 없는 편이며 생후 3개월부터 복용이 가능합니다. 가벼운 구토나 묽은 변, 약한 설사 등에도 응용할 수 있으나 전체적으로 마일드하게 구성되어 있어 심한 구토, 변비, 설사, 복통에는 효과를 보기 어렵습니다.

select 2. 정장제는 유익균 종류에 따라 여러 제품을 번갈아 복용

유익균의 종류는 소장 하부에서 작용하는 유산균, 소장 상부에서 작용하는 당화균, 대장에서 작용하는 낙산균 등이 있으며 각 그룹 안에서도 더 세밀한 분류가 가능합니다. 그래서 같은 제품을 계속해서 복용하는 것보다는 여러 종류의 유익균과 접해 볼 기회를 갖는 것도 좋은 방법입니다. 최근에는 유익균의 개수와 함량을 점점 늘려가는 추세이며, 공기 및 습기에 노출되지 않도록 일회용 스틱 포장형 제품도 인기가 높습니다.

다양 ← 유익균 종류 → 적음

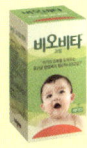

비오비타과립 (일동제약)

유산균, 낙산균, 당화균 등 여러 종류의 유익균과 더불어 비타민B·C 및 효모를 포함하여 영양소 보충 목적도 있습니다. 프로바이오틱스는 건강기능식품으로 분류되어 있어 약국 이외에서 판매하는 제품이 많지만 약국용 정장제는 유아의 발육에 중요한 비타민B가 포함되어 있는 것이 특징입니다.

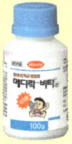

메디락비타산 (한미약품)

여러 종류의 비타민과 성장에 필요한 아연, 칼슘 등의 미네랄이 포함되어 밥을 골고루 먹지 않는 아이들에게 영양 공급을 위한 목적으로도 사용할 수 있습니다.

미야리산엔젤과립 (한독약품)

유산균 대신 '미야이리'라는 낙산균 한 종류만 포함되어 있습니다. 이 균의 특징은 '아포'라는 자연캡슐에 둘러싸여 있어 위액에 죽지 않고 살아 있는 상태로 장에 도달하여 주로 대장에 작용합니다. 일반적인 유산균으로 장 개선효과를 보지 못할 때 응용할 수 있습니다.

부록 2

가정 상비약 리스트 10

가정 상비약
가족 구성원에 맞게 준비하세요

　가정에 미리 의약품을 준비해둔다면 갑자기 나타날 수 있는 통증이나 질환 및 각종 사고에 신속히 대처할 수 있으므로 가족 구성원의 나이 및 건강 상태에 따라 적절히 준비하는 것이 좋습니다. 예를 들어, 어린이가 있는 집이라면 유소아용 해열제·소화제, 체온계가 더 필요하고 고령자가 있는 경우 우황청심환, 심장약 등의 구급약, 변비가 심할 때 사용하는 관장약, 진통 완화에 필요한 소염진통제 연고 및 파스 등이 유용합니다.

　구급상자를 비치하여 필요한 물품을 일목요연하게 정리해놓으면 응급상황 시 큰 도움을 받을 수 있습니다. 구급상자는 크기별(대·중·소)로 판매되고 있으므로 구성원에 맞게 결정합니다. 구급상자만 따로 판매하거나 거즈, 탈지면, 가위, 붕대, 반창고 등 기본적인 물품 등을 포함하는 경우가 있으므로 내용에 대한 확인이 필요하며 필요한 약품이나 위생재료들을 같이 구비해서 넣어둡니다.

[대표적인 상비약의 종류]

내복약	**해열진통제** : 열이 나거나 두통, 생리통, 치통 등의 통증 완화 (유소아는 시럽이나 좌약 등 필요) **감기약** : 종합감기약이 필요하며, 증상에 따라 콧물, 기침·가래, 목감기약을 따로 준비 **소화제** : 소화불량 및 과식 **지사제** : 설사 및 그로 인한 복통 **제산제** : 음주 및 스트레스 등으로 속이 쓰릴 때 위산 중화 **진경제** : 위경련, 생리통으로 인한 복통
외용약	**소독약** : 상처 소독용으로 과산화수소수 및 포비돈요오드 필요 **연고** : 외상이나 화상 등의 상처에 감염 방지를 위한 항생제연고, 습진·피부 가려움에 사용하는 스테로이드 포함 연고, 모기나 벌레 물린 데 바르는 연고, 아이들이 있는 경우 멍·타박상용 연고, 자주 통증이 있는 경우 소염진통제 연고 등을 선택 **파스** : 근육통, 허리 등에 사용할 수 있는 넓은 파스 및 목 뒤, 관절 등에 사용할 수 있는 플라스타 제제 준비 **안약** : 충혈·피로에 사용하는 안약 및 염증 안약을 구분해서 준비 **식염수** : 상처를 세척하거나 코가 막혔을 때 면봉에 묻혀 사용 **관장약** : 변비가 심할 경우
위생 재료	**밴드** : 상처의 모양과 정도에 따라 사용할 수 있도록 크기별로 구비 **거즈** : 상처가 넓거나 밴드를 붙이기 곤란한 부위(관절 등)를 위해 구비 **붕대** : 피가 날 때 출혈이나 세균의 감염을 막기 위한 거즈붕대 및 손목·발목을 삐었을 때 등 부위를 고정하는 압박붕대 **반창고** : 거즈나 붕대를 부착하기 위한 면(혹은 플라스틱) 반창고 및 피부에 바로 부착 가능한 종이 반창고 **가위** : 붕대나 반창고를 자를 때 필요 **핀셋** : 소독약 바를 때, 가시 등을 뽑을 때 필요 **면봉** : 환부에 소독약이나 연고를 바를 때 필요 **체온계** : 어린이가 있는 가정에 특히 필요(사용이 편리하고 체온을 빨리 확인할 수 있는 전자체온계 권장)

내복약

1. 해열진통제

두통, 치통, 관절통 등의 통증과 고열이 발생할 때를 대비해 해열진통제가 필요합니다. 아스피린 성분은 위장장애가 있는 경우나 유소아에는 적당하지 않으므로 비교적 마일드한 아세트아미노펜 성분을 가장 많이 이용하게 됩니다. 관절염이나 치통 등 만성 통증은 통증을 잡는 것만으로는 해결할 수 없으니 빠른 시일 내에 병원을 찾아 원인에 따른 치료를 받는 것이 좋습니다.

2. 감기약

감기약은 기침·가래, 콧물, 목감기 등 증세에 따라 여러 가지 약품이 판매되고 있는데 응급상황을 대비하여 종합감기약을 비치해두는 것이 편합니다. 해열진통작용을 하는 성분 및 여러 가지 감기 증상에 따른 약이 포함되어 있어 일시적인 도움을 받을 수 있으며, 어린이가 있는 가정은 맛이 달콤해서 먹이기 쉬운 시럽형 감기약을 준비합니다.

3. 소화제

급히 먹거나 과식했을 때, 가스가 찰 때는 소화제의 도움이 필요합니다. 알약 형태의 소화제는 음식물을 잘라주는 효과가 있고 물약 형태의 소화제는 위운동을 증진시키므로 대부분의 경우 이 두 가지를 병용할 때 효과적입니다. 설사를 동반하거나 통증이 심할 때는 효과가 제한적이며, 어린이가 있는 가정은 물약 소화제를 용량에 맞게 나눠서 복용하거나 어린이용 소화제 시럽을 준비해둡니다. 소화제를 차갑게 먹으면 찬 기운이 오히려 위장을 더 자극하고 소화를 방해하므로 실온에 보관합니다.

4. 지사제

설사가 지속되면 탈수를 일으킬 수 있으므로 수분 보충이 필요합니다. 이때 미지근한 보리차나 이온음료를 묽게 해서 마시는 것이 좋습니다. 지사제는 설사를 멈추게 하는데, 과민해진 장운동을 막는 약과 독소에 대한 살균작용을 나타내는 약으로 나눠볼 수 있습니다. 만약 세균이나 배탈 등으로 인한 설사라면 장운동을 억지로 막아버리는 것이 좋지만은 않으므로 가급적이면 효과는 다소 늦더라도 살균작용을 발휘할 수 있는 약을 선택합니다.

5. 위장약

스트레스나 과음 등으로 속이 쓰린 경우를 대비해 위장약이 필요하며 알약보다 물약 형태의 위장약이 빠른 효과를 나타냅니다. 1회용으로 포장된 제품은 현탁액이라고 해서 물과 약을 섞어놓은 형태이므로 반드시 흔들어서 복용해야 하며, 다소 약하지만 신트림, 역류성식도염, 구역, 구토, 위통 등의 여러 위장 증상에 일시적인 도움을 줄 수 있습니다.

외용약

6. 상처연고

소독약(알코올, 과산화수소수, 포비돈요오드 등), 밴드와 함께 구급상자의 가장 기본이 되는 품목입니다. 소독약으로 소독한 뒤 항생제가 포함된 연고를 바르고 거즈나 밴드 등으로 상처를 보호합니다. 소독약은 개봉 후에는 효력이 약해지므로 1년이 지나면 버리는 것이 좋습니다.

7. 피부연고

습진이나 가려움 등의 증세를 경감하는 피부연고제도 필요합니다. '광범위피부질환치료제'라고 표기되는 경우가 많고 대부분 스테로이드라는 강력한 항염증약과 살균작용을 지니는 항생제가 복합으로 포함되어 있습니다. 눈에 들어가서는 안 되며, 넓은 부위에 사용하거나 장기간 사용하면 약물 부작용의 가능성이 높아집니다.

8. 파스

만성적인 통증이 있는 경우에는 플라스타(살색의 얇은 파스, 소염진통작용이 강함), 운동이나 야외활동 전후를 대비해서는 카타플라스마(습포제가 있는 두꺼운 파스, 특히 시원한 느낌의 파스는 차게 식히는 역할로 염증반응을 막아줌) 내지는 뿌리는 형태의 에어파스가 필요합니다.

9. 안약

평상시보다는 휴가철에 해수욕장이나 수영장 등 눈병이 전염될 수 있는 곳을 다녀온 후, 또는 개학 전후 결막염 등의 눈병이 갑자기 유행할 때를 대비해서 항생제가 포함된 안약을 준비해두는 것이 좋습니다. 눈에 닿기 쉬우므로 안약을 통해 눈병이 전염될 수 있으니 가족이 같이 쓰는 것보다는 개인용으로 준비하는 것이 좋습니다.

10. 화상거즈

화상은 불에 덴 부위를 재빨리 깨끗하고 차가운 물로 충분히 식히는 것이 가장 중요합니다. 단, 얼음을 환부에 직접 대면 피부를 자극하므로 손수건 등으로 감싸 피부에 직접 닿지 않도록 합니다. 소독약 역시 피부를 자극하고 염증을 일으키므로 사용하지 않아야 하며, 대신 상처를 보호하고 미퉈·신농 삭붕을 가진 바셀린 거즈로 덮어 응급조치를 한 다음 병원에서 진료를 받습니다.

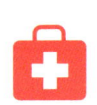

부록 3

안전상비
의약품

안전상비의약품
약사의 지도가 없는 만큼 신중히

　2012년 11월부터 일부 의약품은 편의점 등에서 판매가 가능해졌습니다. 심야 및 공휴일 등 병원·약국이 영업하지 않는 시간대에 진료를 받지 못하거나 의약품 구입이 불가능할 때 불편을 해소하기 위해 시행하게 되었으며, 가벼운 증상에 한해 유효성·안전성이 일정 부분 확보된 품목에 국한해서 '안전상비의약품'으로 분류하고 현재는 해열진통제, 감기약, 소화제, 파스 등 4종류 및 13개 품목을 대상으로 하고 있습니다.

　오·남용을 방지하도록 1일분 포장단위로만 판매하며 만 12세 미만 또는 초등학생은 구입할 수 없습니다. 제품 구입과 관련해 약사의 복약지도를 받을 수 없는 만큼 소비자는 직접 약품설명서를 숙지해야 합니다.

효능군	품목명(제약회사명)
해열진통제	타이레놀정500mg(한국얀센) 타이레놀정160mg(한국얀센) 어린이용타이레놀정80mg(한국얀센) 어린이타이레놀현탁액(한국얀센) 어린이부루펜시럽(삼일제약)
감기약	판콜에이내복액(동화약품) 판피린티정(동아제약)
소화제	베아제정(대웅제약) 닥터베아제정(대웅제약) 훼스탈골드정(한독약품) 훼스탈플러스정(한독약품)
파스	제일쿨파프(제일약품) 신신파스아렉스(신신제약)
계	13개 품목

select 1. 해열진통제는 용량을 확인하여 나이에 맞게

타이레놀의 성분은 '아세트아미노펜'으로 해열 및 진통 작용을 합니다. 즉 감기로 인한 두통·몸살·근육통, 치통, 관절통 등 대부분의 통증에 진통효과를 나타내며 동시에 열을 내려줍니다. 하지만 이 성분이 진통제 중에서는 다소 약한 편에 속해 심한 통증을 잡기엔 어려우며 생리통, 위경련 등의 몸 내부 통증을 제어하기는 힘듭니다(속이 쓰릴 때는 산을 중화하는 제산제, 배가 찌르는 듯 아플 때는 경련을 완화하는 진경제 등으로 통증의 종류에 따라 약이 달라집니다). 아세트아미노펜의 가장 큰 단점은 간을 손상시킬 가능성이 있다는 것입니다. 예를 들어 숙취로 인한 두통에는 복용하지 않아야 합니다.
만 12세 이상(혹은 체중이 40kg 이상)인 경우는 <타이레놀정500mg> 제품을 복용하며 그 이하(만 12세 이하 혹은 체중이 40kg 이하)인 경우는 씹어서 먹는 츄어블 형태인 80mg·160mg 제품을 복용합니다. 시럽은 <어린이타이레놀현탁액>의 경우 생후 4개월 이상, <어린이부루펜시럽>의 경우 생후 12개월 이상부터 복용합니다.

select 2. 종합감기약은 가급적이면 몸이 너무 힘들 때만

안전상비의약품으로 출시되는 감기약은 해열진통제인 아세트아미노펜 성분이 포함되어 있어 으슬으슬 춥고 두통, 몸살 기운이 있을 때는 어느 정도 효과를 볼 수 있습니다. 그러나 여러 성분이 조금씩 복합되어 있어 실제적인 함량이 그리 높지 않아 오래되거나 심한 증상을 가라앉히기는 힘듭니다(예를 들어 <판피린티정>의 경우 기침·가래에 대한 성분은 포함되어 있지 않습니다). 또한, 카페인이 포함되어 있기 때문에 불면, 두근거림 등의 부작용을 나타낼 수 있으므로 카페인 성분에 민감한 경우 커피 등 다른 카페인 함유 음식과 동시에 섭취하지 않습니다.

select 3. 소화제는 단순 소화불량에 단기간 사용

앞서 알약 소화제와 물약 소화제는 그 성분이 확연히 다르다는 것을 언급했는데(50쪽 참조), 알약 소화제는 단백질, 탄수화물, 지방을 잘게 잘라주는 효소 성분 위주 및 가스 제거제가 포함되어 있어 과식이나 복부팽만감에 주로 효과를 나타냅니다. 소화불량 이외의 구토나 복통, 설사 등의 위장 증상을 가라앉히기는 힘듭니다.

> **select 4.** 파스는 타박상 등 갑자기 다쳤을 때 통증 완화용으로
>
> 관절염 등 만성 통증보다는 타박상을 입거나 삐었을 때 등 급히 진통작용이 필요할 때 사용되는 파스들인데 <제일쿨파프>는 시원한 느낌, <신신파스아렉스>는 따뜻한 느낌을 나타내는 것이 차이점입니다. 파스는 어디까지나 진통제인 점을 고려해서 부착 후에도 증상이 호전되지 않거나 부기, 멍 등 외관상으로 이상이 나타나면 진료를 받는 것이 좋습니다.

내가 찾는 약이 편의점에 없는 이유?

진통제 중 <타이레놀>은 편의점에 있고 <펜잘>, <게보린> 등은 없는 이유는 <타이레놀>만 안전상비의약품으로 지정되었기 때문입니다.

약의 분류는 다음과 같습니다.

- **전문의약품** : 병원에서 처방해야 구입이 가능(효력이 강하고 부작용 역시 심함)
- **일반의약품** : 약국에서 구입이 가능(효력이 전문의약품에 비해 약하며 부작용이 덜함)
- **안전상비의약품** : 일반의약품 중 가벼운 증상에 급히 사용할 수 있는 제품을 약국 외에서 판매가 가능하도록 보건복지부에서 지정(2015년 현재 13개 품목)
- **의약외품** : 질병을 치료하거나 예방하기 위해 쓰는 의약품이 아니며 인체에 끼치는 영향이 적은 약품으로 보건복지부 분류 기준을 따름. 반창고, 안대, 치약, 금연보조제, 살충제, 소독약(예 : 과산화수소수, 에탄올) 등이 대표적

아파도 다쳐도 걱정 없는 안전한 약 선택법은 따로 있다!
알고 먹는 약 모르고 먹는 약

초판 1쇄 발행	2016년 9월 8일
지은이	김정환
발행인	곽철식
편집	김영혜 권지숙
마케팅	황호범
발행처	다온북스
출판등록	2011년 8월 18일
주소	서울 마포구 토정로 222, 415호
전화	02-332-4972
팩스	02-332-4872
인쇄와 제본	(주)중앙P&L

ISBN 979-11-85439-46-4 (13510)

* 이 책은 저작권법에 따라 보호를 받는 저작물이므로 무단전재와 복제를 금하며,
  이 책 내용의 전부 또는 일부를 사용하려면 반드시 저작권자와 다온북스의 서면 동의를 받아야 합니다.

* 잘못되거나 파손된 책은 구입하신 서점에서 교환해 드립니다.

「이 도서의 국립중앙도서관 출판예정도서목록(CIP)은 서지정보유통지원시스템 홈페이지(http://seoji.nl.go.kr)와 국가자료공동목록시스템(http://www.nl.go.kr/kolisnet)에서 이용하실 수 있습니다.(CIP제어번호: CIP2016018953)」